王睿林——主编

中西医结合识

肝病养生

U0243723

化学工业出版社
·北京·

## 内容简介

本书分为理念篇、实践篇、问答篇，从原理到实践，由浅入深，循序渐进。理念篇讲解中医对肝的现代阐释；实践篇从中西医结合的角度讲解肝病的养生及其原理；问答篇中聚焦当下最关注的肝病问题，并进行解答，辨析亚健康生活误区，帮助大家回归健康。

本书内容新颖，实用性强，适合中医、中西医结合肝病科临床医生、中医爱好者，及其他对中医肝病养生感兴趣的人群参考阅读。

## 图书在版编目（CIP）数据

中西医结合识肝病养生/王睿林主编. —北京：化学工业出版社，2022.12

ISBN 978-7-122-42326-9

Ⅰ. ①中⋯　Ⅱ. ①王⋯　Ⅲ. ①肝疾病-中西医结合-诊疗　Ⅳ. ①R575

中国版本图书馆 CIP 数据核字（2022）第 189737 号

责任编辑：满孝涵　邱飞婵
责任校对：王鹏飞
装帧设计：史利平

出版发行：化学工业出版社
　　　　　（北京市东城区青年湖南街 13 号　邮政编码 100011）
印　　装：三河市延风印装有限公司
880mm×1230mm　1/32　印张 6　字数 116 千字
2023 年 3 月北京第 1 版第 1 次印刷

购书咨询：010-64518888
售后服务：010-64518899
网　　址：http://www.cip.com.cn
凡购买本书，如有缺损质量问题，本社销售中心负责调换。

定　　价：49.80 元　　　　　　　　版权所有　违者必究

# 编写人员名单

## 主编

王睿林

## 副主编

荣文雅　王仲霞　何婷婷

## 编者（按姓氏笔画排序）

王仲霞　王丽苹　王晴
王睿林　任岳波　许文涛
孙永强　李佳辉　何婷婷
余思邈　张傲哲　荣文雅
袁卓雅　桑秀秀　崔延飞
崔鹤蓉　梁子晗　景婧
程爽

肝病是我国的常见病之一，肝病患者在我国数量庞大，肝病的养生保健也是大众非常关注的领域。

除了现代医学肝病防病治病的知识方法外，我国传统中医药在肝病养生诊治方面的特色和优势，为肝病患者提供了更多选择和参考。不过需要注意的是，肝病的现代医学知识的普及与中医传统的养生保健方法如何有机地结合起来，更好地进行肝病的养生保健和诊疗康复，是我们作为肝病大国应该重视的问题。

肝病相关的科普著作不少，既有现代医学方面的科普，也有中医保健方面的科普，但能够对中西医知识与原理相互解释的内容不多。即便是相关专科医生，在系统深入学习西医肝病的知识后，也需要花很长时间、积累大量的肝病中西医结合诊疗经历后，才能将其与中医肝病的认识互相融合理解。如果有这样一本书，能够探索性地对肝病中西医理论进行相互阐释和融合解读，可能有助于肝病中西医结合诊疗的发展，更有利于医生对肝病患者进行宣教和科普。此外，不少中医爱好者学习了一些肝病中医养生保健方法后，却不明白其中的道理，因此，也有必要编写这样一本书，在传授肝病养生方法的同时，也对其中西医原理进行简要适当的说明，以促进读者的理解。

基于上述缘由，笔者将多年来肝病诊治的临床经验与科研相结合，将中医肝病的养生防病方法与现代医学对肝病的认识进行适度的结合互释，让读者既知道养生是什么（知其然），也了解为什么这样养生（知其所以然），如此，从思想认识和行动上更好地传播科学有益的肝病养生理念，促进实现全民健康。

本书整体上分为两大部分，一部分是从理念与实践的角度对肝病的养生方法及其原理进行说明，另一部分将临床常见的肝病养生防治方面的问题以问答的形式进行呈现，以期读者从理性和感性两方面进行更好的理解。此外，本书虽然主要讲解肝病的养生理论，但其中的中医基础理念的很多原则也适用于日常生活的其他养生操作，读者从中可以进行体会。

由于编写人员知识与经验可能存在局限性，本书不足之处也请广大读者或同行不吝赐教。

王睿林

# 093 · 问答篇

理・念・篇

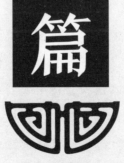

# 一、中医关于"肝"的认识及其现代阐释

中医的"肝",是个与解剖有关联的系统概念,总体来说,中医对"肝"的认识可以进行如下表述:肝在五行属木,为阴中之阳,通于春气。具有疏泄和藏血功能,主要生理特性是其气主升、喜条达恶抑郁、体阴用阳。与机体各部建立的关联主要有:在体合筋,开窍于目,其华在爪,在液为泪;与情志、情绪的关联主要是肝藏魂,在志为怒;经络名为足厥阴肝经,络属于足少阳胆经,互为表里。

下面详细阐述。

## 1. 五行的概念及其原理解析

在具体学习中医肝的理论前,要先了解五行的概念。"五行"本是认识世界万事万物及其关联性的中国古代哲学概念,它源于对自然界常见的五种物质即"五材"的认知,经过高度概括和抽象浓缩成"五行"的概念。作为一个对世界组成和联系认知的一个基本认识,被引入到中医学在当时是自然而然的事情,既然世界就是由五行组成并建立关联的,那么人体作为自然的一部分,也应该具备这些特性及关联。

五行概念作为说明人体构成的基础概念,在现代医学背景

下必然会让人对其实用价值产生怀疑，这种几千年前的哲学概念是否还能用于对人体生理病理的认识？是否还能用于指导人体养生防病？是否还能指导临床疾病的治疗和处方用药？如果不解决这些疑问，对于中医的认知可能就会产生动摇，对于中医药的继承发展也可能存在一定的不利影响。

在《黄帝内经》的论述中，可以明确发现解剖认知的存在，但是中医却没有沿着解剖学的思路一步一步深入器官、组织、细胞的认知路径，而是向着宏观、整体的认知角度去发展，这也许是东西方思维方式的不同导致的。现在已不可能退回到当时去进行另一种思维方式的代替性推演，我们现在需要思考的是这种思维方式在现阶段如何理解和使用。

其实五行起源于世界构成认识的哲学概念，核心是讲物质的特性和相互关系。中医认为人是自然界的产物，自然界运行的原理就应该是人体运行的原理。中国古代哲学认为自然界运动的原理主要有"升""降""出""入"和"中和"五种形式，这五种形式实际上也跟"精气"学说能够建立关联。精气学说也是对自然界构成和运动形式的总结认知，这是基于"阴阳学说"认识产生的。精气学说旨在说明组成自然界的物质和功能，"精"是物质，"气"是功能，"气"的功能有四种形式，通过与自然界"五材"的联系，发现自然界的"火"的特性可以与"升"的运动形式建立对应；自然界的"水"的特性可以与"降"的运动形式建立对应；自然界的"木"的特性可以与"出"的运动形式建立对应；自然界的"金"的"收敛"的特性可以与"入"的运动形式建立对应。"土"

作为"万物所归，无所复传"的载体，与"精气"学说的"精"的万物物质性建立联系。

所以作为构成自然界的基本要素及关联模式的"五行"，自然也会应用于人体，以说明人体的特性和相互关系。"五行"与人体建立联系，具备以下几个功能：一是说明了人的物质构成性与自然界的同一性；二是能够用"五行"本身"升降出入"的运动形式来说明人体的运行方式；三是通过"五行"总结的生克关系说明人体物质及其运行方式之间的联系。

中医发现了许多客观存在的事实，比如人体产生了发热的现象，使用了某个办法，也许是针石刺激，也许是用了某些所谓的"草根树皮"煎出来的汤液，其结果是，发热得到了缓解。又比如人吃了不干净的食物产生了胃痛和腹泻，无意中食用了生姜来处理，发现胃痛和腹泻缓解了，那么根据上面客观存在的事实，人们产生了探求其原因的想法。在当时的条件下，人们所用的工具就是中国古代哲学的认识概念、方法和体系，那就是阴阳、五行、精气学说等内容，所以中医的五行等概念，是被用来说明临床客观事实的工具，这个认识工具在现代看来是朴素的，但是必须坚信不疑的是，临床客观存在的问题被解决了！

即使人们对五行的解释系统有疑问，但问题被解决的事实肯定是客观存在，可以用中医五行的理论方法进行解释，也可以用现在解剖、生理、病理、药理等来解释，解释的方式无论是主观或者客观的，都不会否定那些属于亿万计从人体实践中观察到的客观临床事实，这是中医药客观价值的基本点，承认了这个基本点，就不会抹杀中医有利于生命健康的客观价值。

现代医学将人体分为八大系统，分别是：神经系统、呼吸系统、消化系统、循环系统、运动系统、内分泌系统、泌尿系统、生殖系统。其实八大系统也是人体器官、组织、相互关系的人为划分，这八大系统也有相互间器官的联系、功能的交叉，并不是截然分开和孤立的。每一个系统有器官、组织、细胞等一系列的具体成分，以一个相对突出的一项功能联合发挥作用。再看中医五行在人体的划分，每一部分脏腑经络等都形成了一个具备特定功能的体系，五个体系发挥的功能与现代医学八大系统发挥的功能虽然认识的角度不同，表述与现代科学关联的紧密程度不同，分类的细致程度不同，但是其综合目的是不冲突的，即保证人体生命健康。二者的目的是一样的，形式是相似的，理念是一致的，整体物质基础也是相同的。

基于上述分析，可以认识到，五行的认知系统是对临床客观事实的中国式分析，许多人难以理解或者认为其"不科学"，但是大家可以基于认识中医药的确能够解决临床问题这个基本点，在理论认知差异方面暂可持保留态度，就可以更好地理解"五行"之所以这么做，是因为中医根据五行等知识系统概括出的处理临床问题的思路与方法，如果我们能更好地掌握和遵循，就可以更好地解决临床问题。这就是为什么国医大师、名老中医中医理论学得熟，用得好，其解决临床实际问题的能力高，临床治疗更有效的原因。所以这种对临床有效性的东方思维总结方式，也有其现实价值和意义，在这样的前提下，如果能够衷中参西，用现代的科学技术手段来阐释其机制，让更多的人能够理解和认知，会更有助于其临床价值的提升和推广。

## 2．肝五行属木的中医认识及其原理解析

中医对肝脏所处位置和形态的描述，显然是包含了现代肝脏的解剖概念的，如《难经·四十一难》说："肝独有两叶。"元代医家滑伯仁在《十四经发挥》表述："其脏在右胁右肾之前，并胃着脊之第九椎。"明代医家李梴在《医学入门》论述："自膈下着右胁肋下……与膈膜相连也"。但是中医又没有只在解剖的概念上继续进行功能阐述，而是从五行配属特性阐述其功能。

中医认为包含解剖学概念的中医"肝系统"，在五行上归属于木。这种归属关系是人为划定的，即把自然世界的一类物质相类似的特性与人体进行一个对接，建立人与自然的联系。不知是纯粹的巧合还是古人有先见之明，中医将"肝系统"与自然界的五行之"木"相对应，在现代认识上也有不可思议之处：在五行中，火、土、金、水，作为具体的存在，都是不可再生的资源，火作为能量形式，消耗完就必须有所补充，土、金、水常规来说只能以不同形态存在，但木的特点不同，是能够不断生长的比较明显的可再生资源。有趣的是，人体的肝脏，也是一个比较明显能够再生的器官，这种有趣的类比并不能认为就是"肝系统"归属于五行之"木"的必然，但类似的对应阐释和理解越多，我们认识也会加深。

经过中医理论的归属划分，木之有叶呈现绿色，那么绿

色是木常见的颜色，所以青色也归属于肝。以此类推，"肝系统"与自然界五行就进行了全对接，基于这个对接，理解人体的相关功能就有了可以参考的方式，尽管这个方式有主观、客观的价值对立，但都是以反映临床事实为目的。这个临床事实可能是症候的关联，比如情绪问题导致口腔溃疡；可能是临床疗效的事实存在，比如用了加味逍遥丸，爱生气和口腔溃疡的问题就得到了解决。无论怎么解释这些临床事实，也并不影响事实的客观存在，这些客观事实对医者的临床经验进行了某种形式的记载和传承，对于现在临床发展是有利的。

结合现代的阐述认识体系，上述的问题可以更好地理解，比如情绪问题导致的口腔溃疡，中医概括为"肝郁化火"，而肝因为属木，五行木能生火，所以自然地认为人体的肝也可以表现类似自然界"生火"的现象，即红肿热痛的症候。所以中医将人体跟五行的概念结合起来，通过五行相互之间的关联，就可以建立人体症候之间的联系，基于此，就可以知道临床的诊治方法的原理。

# 二、中医"肝"的生理特性及功能特点

肝既然五行属木，就跟自然界五行"木"的特性类似，总的运动形式与"精气"学说"气"功能的"出"类似。自然界的"木"具有伸展、生长、条达的特性，人体的肝于是也应该具备这个特性。所以中医认为肝的主要生理功能有两大方面，一是肝主疏泄，二是肝主藏血。这个总的功能是跟五行建立联系后，通过人体正常功能的总结概括出来的，也遵循"临床表现"—"理论联系"—"回归临床"—"完善理论"的过程。

### 1. 中医"肝"的生理特性及其原理解析

（1）肝与春气相应

肝既然与自然界五行中的木相应，春天又归属于五行中"木"，肝也就与自然的春季相对应。而自然现象中，作为生活在北半球的中国人，春天东方季风带着温暖的空气吹入内陆，树木发芽生长，都是对这一现象的归纳诠释。

（2）肝为刚脏，易亢易逆

中医认为肝为刚脏，刚指刚强、躁急之意。这个功能的认识以我们直观的生活经验就能够理解。人们常常生气的时候说"气得肝疼"，事实上大家在生气的时候，经常感到两胁肋部位不适、胀满，或者有疼痛感，而这个部位又归属于肝，那么自然将情绪中"愤怒"的感觉与"肝"建立了联系。中医认为肝为"将军之官"，将"肝"比喻为将军，也是旨在说明其刚强易于亢怒的特点。在临床事实的反馈方面，中医总结的平肝、疏肝药物确实能改变情绪易怒等问题，也使这个认识得到了强化。

现代医学发现，人体的一些兴奋性神经递质要在肝脏代谢，如果肝脏功能紊乱，兴奋性神经递质代谢障碍而在体内蓄积，自然会使人更容易受到激惹，产生愤怒等情绪。慢性肝病患者发展到一定阶段，肝脏血氨等神经递质的代谢异常逐渐加重，会出现性格改变、亢奋易怒的临床表现，现代医学用降低血氨的药物治疗，中医则从调节肝功能、平肝降逆的思路进行治疗，这些内容也是中医认为"肝为刚脏，易亢易逆"的现代原理之一。

（3）肝性喜条达而恶抑郁

中医从自然界的"五材"演变为"五行"，其中"木"和"土"之间的关系也包含了自然界具体的木和土的关系，中医将这种自然界具体的木和土的关系融入对人体内部脏腑关系的理解。自然界中，树木要顺利生长，树根在土壤中，树枝在空气中，都不能受到阻碍，否则必然影响生长。作为这个现象的比拟，人体内部"肝"也应该是这样，在生活中情绪受到阻碍，也会产生闷闷不乐不得舒展之象，其原理跟上述肝脏神经递质代谢障碍有关。

（4）肝体阴而用阳

中医认为"肝"体阴而用阳。《黄帝内经》的解释是："言人身之脏腑中阴阳，则脏者为阴，腑者为阳。"所以从脏腑的角度讲，肝属阴，故言体阴。从功能角度讲，肝之功能以气为用，性喜条达而主升，内寄相火，都属于阳性的运动方式，所以说用阳。从五行的角度进行联系，五行生克乘侮的自然现象中，木生于水，然后木又能生火，水火是五行中阴阳特性比较明显的表型，所以从"生我""我生"又从物质到功能的转化角度讲，肝体阴而用阳。

结合现代医学肝脏的功能讲,肝脏作为人体最大的消化腺,人体摄入的属"阴"的营养物质,基本都要通过肝脏的代谢处理才能进行物质转化和能量的储存,最终为人体属"阳"的功能活动提供支持,这也是"肝体阴而用阳"的现代诠释。

## 2. 中医"肝"的功能特点及其原理解析

### (1) 中医"肝主疏泄"功能

肝主疏泄就是说在人体内,肝具有疏通、生发、发泄的功能。在人体内部的具体体现有以下几个方面。

① 调畅气血和情志

肝脏在五行属木,运动形式体现为"出",所以人体功能中需要这个运动形式的,自然由具备这个特性的"肝"来完成。"肝"通过自己的特有"运动形式",实现对人体气机的疏通、调畅,人体因此才能达到全身之气流通而不壅滞,疏散而不停郁。从现代医学看,肝脏与循环系统和神经系统有着密切关系,肝脏有肝动脉和门静脉双重供血系统,这是肝脏独有的,肝脏对人体血量有一定的调节作用,人体平卧、站立和运动时,肝脏血流量的变化对人身体血容量会产生影响;对于肝脏调节情志的功能,现代医学也很容易解释,肝脏具有代谢诸多神经递质的功能。比如肝硬化的患者,正是因为肝脏对血氨等神经递质的代谢变化,导致情绪波动,所以肝脏代谢功能的变化也会产生情志的变化。因此情绪相关的异常或者疾病,中医经常从肝论治,其中重要的原理之一就是肝脏对神经递质的代谢影响。

② 促进消化功能

在自然界中，木和土的共生关系明显，树木要生长，需要土壤的适度配合，树木在土壤中吸收营养的同时，对土壤有疏松和保持作用，这种作用表述为"木能疏土"。在人体上就认为属"木"的"肝"，也能够疏泄属"土"的"脾胃"。中医认为"脾胃"有"受气取汁，变化而赤，是谓血"的功能，这种变化，受到"肝"的影响和制约。而实际上，现代医学发现肝脏分泌胆汁，其中含有的成分有助于对人体摄入的饮食进行分解、消化、吸收。肝脏作为人体最大的消化腺，在机体饮食的消化吸收过程中扮演着重要的角色，这跟中医"木能疏土"想表达的含义是一致的。临床常见慢性肝病的患者食欲减退、消化不良，是因为肝脏在病理状态下，分泌的胆汁成分发生变化，对人体摄入的营养物质消化代谢功能下降造成的。所以中医认为"肝"与消化功能有关，也可以很好地从现代医学中找到论据。

③ 通利水道功能

中医认为水液在人体内的输布运行，需要"脾"的运化、"肺"的宣降、"肾"的气化功能的正常发挥，同时需要作为水液代谢通路的"三焦"布达全身。在水液代谢中，肝脏所起的作用也可以从自然界的现象进行理解（注：其实最开始的中医对于人体内脏腑的生理病理机能的认识很多都来源于自然现象的类比，重要的是，通过类比，被认为有效的经验和理论被保留了下来，我们当然不能以与自然界的类比作为证据，但是从理解中医对人体生理病理认识演化的角度来认知中医理论，这种思维方式我们必须了解）。

在自然界中，水作为人类赖以生存的资源，它的循环利用在生活中随处可见，比如温暖阳光使地表的水蒸腾到高空变为雨云，又化作雨雪等下降到地表，进入土壤或河流。土壤的涵水与保持作用是水资源循环的重要部分，江河湖海是水资源储存的通道或容器，之后水再次由太阳蒸腾，形成循环。而人们通过观察，发现"木"在水资源保持和循环中的作用不可忽视，于是相应于人体，"肝"也参与了人体水液的代谢，正是因为肝有调畅气机的能力，所以其调节水液代谢的原理也从中医"肝"功能的角度得到了解释。在现代医学认知中，肝脏合成的白蛋白，在保持人体血浆渗透压方面的作用，就是人体水液代谢的重要影响部分。在慢性肝病失代偿期，肝硬化不断加重，肝脏门静脉血流压力增大，就会使人体内部的液体渗出到达腹腔，当腹腔积液越来越明显，就会使腹部充满腹水膨隆如鼓，由此肝脏在水液代谢中的作用可见一斑。

④ 调理生殖功能

中医认为在人类生殖功能方面最重要的脏腑是"肾"的功能，所以说"肾主生殖"，但也发现单独从"肾"的角度还不能解释许多的生殖相关现象，于是首先从经络循行的角度来进行生殖功能相关脏腑的再度思考。从理论的推导和临床事实的观察，发现"肝"的功能能很好地解释上述现象，比如中医发现情绪的波动会明显影响女性月经周期，女性月经与生殖功能密切相关，而中医认为情绪问题主要由"肝"主导，那么"肝"调节生殖的功能就很容易被建立起关联。

在现代医学的临床与科研中，发现了神经系统与内分泌系统密切关联，进而导致的诸多生殖问题，其中比较典型的多囊卵巢综合征，作为影响生殖的一种疾病，患者肝脏脂肪酸的代谢影响了其体内雌激素的代谢，进而引起月经异常等表现，这些相关性很好地说明了中医所强调的"肝"调节生殖功能的部分原理。

（2）中医"肝主藏血"功能

《黄帝内经》中"肝藏血，血舍魂。""肝藏血，心行之，人动则血运于诸经，人静则血归于肝脏。何者？肝主血海故也。""人卧血归于肝，肝受血而能视，足受血而能步，掌受血而能握，指受血而能摄。"是对肝藏血功能的细化区分。其中所说的肝藏血功能包含了几种含义，包括贮藏血液、调节血量、收摄血液、防止出血等具体功能。

现代医学角度对于这些问题也可以较好地进行阐释，如"人卧则血归于肝"，临床发现，人体直立与平卧相比，肝脏的血流量能够相差30%~40%，人在平卧时肝脏血容量的变化即说明了"人卧则血归于肝"。对于严重肝病的患者，医生经常嘱咐患者多卧床休息，其实就是想使肝脏能够得到相对更多的血液补充以促进疾病的痊愈，肝调节血量的功能也可以从该角度进行解释。肝收摄血液、防止出血的功能，也能够从现代医学肝脏合成众多凝血因子、参与凝血防止出血的角度进行理解。在肝硬化失代偿期患者中，消化道出血是常见的死亡并发症，就是因为肝藏血、调节血量、促进凝血功能的全面下降，导致凝血因子减少、门静脉压力增大、静脉曲张、血小板减少等，多个方面的因素相互影响最终引起消化道出血。

（3）肝与形窍志液的关系

① 肝在体合筋，其华在爪

筋，即筋膜，爪，即爪甲，包括指甲和趾甲，是筋之延续，故有"爪为筋之余"之说。其中，筋包括附着于骨与关节的肌腱和韧带等。筋的主要功能是连接关节、肌肉，主肢体运动。《黄帝内经》认为："食气入胃，散精于肝，淫气于筋。"中医所说的肝主筋，是想说明筋的功能正常发挥与肝的功能运转正常关系密切，需要肝之气血的滋养。其华在爪，是指如果肝血充足，人体的爪甲就会红润光泽，提示通过观察爪甲的质地、形态、色泽，可以对肝血是否充足进行判断。从现代医学运动系统功能和营养学角度讲，肝脏营养代谢正常，人体的营养物质如肌肉需要的蛋白质、组织需要的微量元素等能够得到充足的供应，自然会满足正常运动需要而较少产生疲劳，也不会发生指甲等因为缺乏微量元素而产生横纹等表现。

② 开窍于目

中医认为肝开窍于目，是指眼睛的整体问题都要与肝建立关联，这个主要从人体经脉络属关系来认识的。当然，也有人们观察到的现象的总结。当人们休息偏少，没有做到"人卧则血归于肝"时，除了眼中容易出现红血丝等，还因为肝不能做到"受血而能视"，就会出现眼部视物昏花等现象，所以中医认为肝开窍于目。另外，肝开窍于目，并不是目只跟肝有关系，中医"五轮"说，将目的结构划分为五个部分，用以跟五脏对应：白睛为气轮，属肺；黑睛为风轮，属肝；瞳孔为水轮，属肾；目内外眦之血络为血轮，属心；上下眼睑为肉轮，属脾。

这是诊察的细化。人体五官九窍不只是简单地归属于一个脏腑，而是通过主次的分工络属，就建立了更密切的联系，有助于认识人体的复杂统一性。现代医学虽注重局部器官的诊治，但也不忽视系统疾病对局部器官的影响，这种认知，与中医理念是一致的。

③ 肝在志为怒

怒是常见的情绪反应。肝在志为怒，其实与肝为刚脏、易亢易逆的特性是一致的，是在具体形式上的细化，那么从情志归属和损伤来讲，"怒会伤肝"。中医认为人的情志如抑郁愤怒，会导致肝失条达、气机郁滞，肝的疏泄等功能失调，久之伤肝耗血，出现气滞血瘀之证。另外在暴怒之时，气逆于上，血随气逆，甚至可能导致中风出血等并发症。人们在日常生活中也将怒与肝建立联系，除了有"气得肝疼"的表现，从现代机理看，人一次暴怒的情绪波动，会对肝功能产生影响，因为在愤怒的情绪下，人体小动脉在交感神经高度兴奋的状态下容易出现痉挛收缩，肝动脉在此种情况下的痉挛收缩导致肝脏血流量减少，影响肝脏氧化应激，同时在愤怒时，大量兴奋性神经递质需要肝脏代谢，也会加重肝脏负担，也是损伤肝脏的因素，所以怒伤肝从现代医学角度也很容易理解。

④ 肝在液为泪

中医认为肝开窍于目，眼泪出自眼睛，故认为肝之液为泪。眼泪在人体功能上有濡润、保护眼睛的功能。人在情绪变化时，有眼泪流出，属于正常生理状态。如果并非情绪反应，眼泪产生过多过少，都可能导致眼睛的异常甚至病变，中医认为这与肝阴不足，或肝经风热有关。临床经常看到自身免疫性肝病的患者，由于机体免疫系统既攻击肝脏，也攻击泪腺，导致双目干涩，从这个角度也可以理解"肝在液为泪"。

综上所述，中医的肝脏的生理病理，从现代医学的角度都能够进行相关的解释，当然这种解释并不一定是百分百准确或唯一的，但是对于从不同角度深入理解肝的功能，对于肝病的中西医结合治疗，应该是大有裨益的。

实 · 践 · 篇

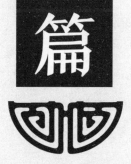

# 一、肝病中医饮食养生及其原理解析

## 1. 肝病患者的适宜饮食

中国肝病患者众多，经常会向医生咨询饮食禁忌，这是中国医患比较有特色的现象；西医往往从营养学的角度考虑，根据营养成分和肝病患者容易出现的营养状态，比如白蛋白偏低、血红蛋白偏低，再结合肝脏的功能状态，给患者一些饮食的建议。

然而事实情况是，患者常常不能满足于这些从营养出发的建议，还会时不时咨询，"这个食物能不能吃""那个保健品能不能吃"，甚至细致到"我是吃猪肉好还是吃鸡肉好"等问题，这些问题往往从营养学的角度不能解决，需要从中医食疗养生中找答案。

中医对正常人怎么吃、生病了怎么吃这个问题的思考比较多一些，因为几千年来中国饮食文化的发展，逐渐让人们形成了通过饮食调节身体的概念，自然而然将自己饮食与健康紧密结合起来，甚至形成了药膳养生的特色。在中医看来，每个食物都有其独特的功效，中医自古以来就关注这个问题，早在《黄帝内经》中就提到饮食总的原则，即"谷肉果菜，食养尽之。

无使过之，伤其正也"。后世逐渐将这个原则落实到各种饮食的适宜禁忌方面，形成了诸多的认知，也形成了许多相关的专著。如元代忽思慧所撰营养学专著《饮膳正要》，全书共三卷。卷一讲的是各种饮食禁忌，聚珍品撰；卷二讲的是各种汤煎、食疗诸病及食物相反中毒等；卷三讲的是米谷品、兽品、禽品、鱼品、果菜品和料物等，能够作为饮食养生防病的参考。作为中医学科的重要组成部分，中医养生康复学科在饮食营养学专业中设置了"中医饮食营养学"课程，从而使传统饮食养生防病成为一门系统学问。

（1）关于碳水化合物的争论

碳水化合物的概念是近年来开始进入大众视野的。人们解决了温饱迈向小康，从吃饱到吃好再到为健康着想，从而发生了饮食模式的转变。

那么什么是碳水化合物呢？简单来说，常吃的米饭、面条、面包成分主要是碳水化合物；平时吃的水果如葡萄、香蕉、西瓜等也含有碳水化合物；此外人们常喝的含糖饮料如可乐、奶茶同样含有碳水化合物。

作为中国人，人们以前可能从来没想过吃了几千年的米饭馒头、水果饮料还有这么多说道。从现在的研究结果看，像米饭馒头这样的碳水化合物，是既不能多吃，也不能少吃。于是，到底怎么吃成了大家越来越疑惑的问题。目前较为中庸的观点是：碳水化合物占饮食总体比例的一半多一点比较健康。当然，具体的人还得具体对待。

这里重点说说肝病的患者对于碳水化合物应该采取什么态

度。目前随着研究的深入，关于以碳水化合物为主或者说素食为主的饮食方式是不利于健康的研究也越来越多：比如现代脂肪肝的人群中，素食者脂肪肝、僧侣脂肪肝、减肥女性脂肪肝比例越来越高，也开始改变人们对饮食模式的看法，甚至颠覆了人们的观念：吃素食居然也会出现脂肪肝！不仅如此，此类脂肪肝较之其他脂肪肝比如酒精性脂肪肝，治疗难度还更大一些。

（2）素食和脂肪肝是什么关系

人们常常认为，脂肪肝就是肉吃多了代谢不了，自然就会储藏在身体里，尤其是肝脏中，所以要减少吃肉量，肉减少了，脂肪摄入较少了，脂肪肝就会减轻。脂肪摄入过多导致脂肪肝，这个思路没问题，问题在于，人们认为的素食主要内容是米面等碳水化合物，恰恰会在身体的代谢过程中变成脂肪。具体代谢原理是：吃进身体的碳水化合物比如米饭、馒头，大部分在肠道转化为葡萄糖，这些糖被小肠黏膜吸收会迅速进入血液，为身体提供能量，所以吃完米饭馒头后，马上就会觉得身体有力气了。但是，如果吃喝的碳水化合物超出了我们身体的需要量，那么多余的糖分就会进入肝脏变成肝糖原储存起来，而这些肝糖原，经过肝脏代谢会变成脂肪储存起来。此外，脂肪的运输问题出现障碍也会导致脂肪肝。肝脏作为脂肪储存的中转站，要把这些储存在肝脏的脂肪物资运送出去，需要一个运输工具，这个运输工具在人体里就是"载脂蛋白"，对肝病患者来说，肝脏合成能力下降，蛋白的合成减少，如果再减少肉食这种蛋白质合成原料的摄入，那么就会雪上加霜，进一步加重脂肪在肝脏的堆积。有了上面两个原因，就不难理解，为什么有人一直不吃肉食只吃素，仍会患上脂肪肝。

（3）肝病患者饮食原则及搭配

"谷肉果菜，食养尽之"告诉人们合理饮食的总原则，简而言之，就是饮食要均衡，什么都要吃一点。具体说来，可以参照下面的操作。

日常饮食中，要选择多样化的食物，既要保证营养素的齐全，同时也要做到比例适当，满足人体需要，就要做好以下几种搭配。

① 粗粮、细粮搭配原理

从营养素的构成上讲，粗粮的纤维素含量高，能够促进胃肠的蠕动；细粮纤维素含量少，食用过多常常可能造成便秘，而采用粗细粮搭配，有助于各种营养成分的互补及吸收，从而提高营养利用效果。

肝病患者粗粮细粮搭配方案及其原理：肝病患者由于肝脏合成、代谢、解毒等功能的减弱，其饮食模式较正常人应该略作调整。由于肝病尤其是肝硬化患者，除了保肝护肝之外，重要的治疗原则是预防三种并发症的出现，即预防消化道出血、腹水感染、肝性脑病的发生。比如，从减少消化道出血的角度，饮食要细软一些，防止粗硬食物对食管静脉曲张的刺激导致出血；从预防肝病脑病的角度讲，要减少精细蛋白质的摄入总量，以减少肠道氨类物质的产生导致肝性脑病风险。

② 荤素搭配原理

奶、蛋、肉类等食品富含优质蛋白质，各种新鲜蔬菜和水果富含多种维生素和无机盐。两者搭配保证了各种营养成分的齐全，同时也有利于消化吸收。

对于肝病患者，蛋白质的摄入还要充分注意个体化方案。比如有肝性脑病的患者，主要是因为肝脏对肠道产生的氨类物质代谢下降引起的，从氨类物质产生的源头来看，就应该适当减少蛋白类物质的摄入，1~2期肝性脑病，蛋白质的摄入可限制在每天 20g 以内，神志清楚后蛋白质由 20g/d 逐渐增加到 1g/（kg·d），按照这个标准，既保持蛋白质的量足够，又不至于引发肝性脑病。

在这里还要强调一点，肝病患者摄入水果的量要适度，原因是水果中果糖在人体内既可以转化为葡萄糖，也可以转化为脂肪，当摄入过多时，也会形成果糖型脂肪肝，这也是需要注意的。

蔬菜的摄入，也需要对某些特殊情况给予关注，比如尿酸高的人，都知道应该选择低嘌呤饮食，但这类人应该时刻关注饮食营养方面的研究，因为一些特殊的食物容易被大家忽视，比如豆类和香菇，嘌呤含量也不低，不注意也会食用过多，导致尿酸偏高。

③ 主副食搭配原理

主食是指含碳水化合物为主的粮食作物食品。主食可以提供主要的热能及蛋白质，副食指碳水化合物之外的其他能够补充人体所需营养素的各种食物品类。

主副食如何搭配，《黄帝内经》中给出了总的参考原则："谷肉果菜，食养尽之；无使过之，伤其正也。"其中"谷"指的是主食，"肉果菜"指的是副食；"食养尽之"指的是主副食都要适当食用，不可长期缺乏其中一种；"无使过之"指的是主副食要保持均衡有度，任何一种都不能太多，具体搭配的比例，可以参照膳食金字塔的建议，按照这个比例，营养就比较均衡，才有利于保持身体健康。从身体代谢的原理来讲，消化器官分泌的消化酶的种类也是相对平均分配的，当主副食搭配合理，消化酶能够与之匹配，有利于消化酶功能的正常发挥，对于营养的吸收和利用，也是更为有利的。

④ 口味轻重及其调配原理

从常规养生保健的角度，强调饮食清淡有利于健康，原因包括：重油会加重脂类代谢的负担；重糖会增加糖类代谢负担，同时也会增加脂肪代谢压力；重盐饮食会增加高血压等心血管疾病的风险。对于肝病患者来说，除了上述的原因，还因为饮食刺激过大，也会增加胃肠出血的风险；重盐会加重腹水、水肿的风险等，总体可以用"温""软""清""淡"来作为肝病患者尤其是肝硬化患者的饮食参考标准。

⑤ 一日三餐热量分配原理

现代大家比较认可的早、中、晚餐热量摄入比例为 3 : 4 : 3，以保证一天的热量平衡。其原理在于：早餐营养丰富但消化功能不是最旺盛，所以为 3 成；中午人体消化功能处于高峰状态，所以为 4 成；晚餐后消化功能降低，所以占 3 成。当然，对于肝病的患者来说，肝脏分泌胆汁等功能下降，在饮食总热量一定的情况下，可以采取少吃多餐的方式，减少每餐饮食消化的压力。

## 2.食物的寒热温凉与肝病养生

食物的寒热温凉是中医独有的认识，中医认为药食本就同源，用于治病的药物有偏性，用于维持生命的食物也是有偏性的，只是强弱不同而已。药物的偏性，是人们在几千年间无数人体实践观察得出的现象总结，这种现象总结本身是客观的。

（1）中医探求食物寒热温凉的思维方式及其原理

中医按照自己的系统思维方式来分析和探求未知的事物并进行实践检验，进而进行理论设想与实践事实的总结，最终归结为经验并上升为理论。比如对食物、药物寒热温凉的性质的认识，就是这一系统思维方式的应用。如中医温阳散寒的重要药物附子有回阳救逆、补火助阳、散寒止痛之功；附子味辛气温，走而不守，温经逐寒，能起沉疴、拯垂危，被历代医家所推崇；现代研究认为附子对于心血管系统具有强心和加快心率的作用，熟附子煎剂和去乌头碱都有明显的强心作用，可增强心脏收缩力，加快心率，从而增加产热；附子还可通过降低酰基载体蛋白的活性从而发挥抗心肌缺血的作用。中医解释其临床事实功效的原理时，认为其多生长于寒冷地区，应该这个植物本身就应该有极强的抗寒能力，而作用于人体确实能够治疗中医概括为"寒"的病症，那么这个功效事实及其原理解释就保存了下来，这就是很多中医药物、食物功效常常是"客观事实+主观推理"相结合的形式，而其中主观推理也有很多形式，比如"取类比象""吃啥补啥"的说法也常常引起人们的争论，也成为被现代医学诟病的内容。对于这种判断方法，我们应该采取的理性态度是，必须充分肯定其"客观事实的总结部分"，比如人们吃了生姜，会觉得腹中有热感，进而会引起身体的发热，那么中医就把生姜总结为具有热性的中药或者食物；同时，也发现当一些人食用寒凉的食物导致腹泻时，服用生姜可以在产生热感的同时缓解腹泻症状，于是总结出其药性温热，功效是温阳止泻（干姜作用比生姜更明显），这些都是客观事实，应该是被肯定和认可的（至少在绝大多数人群中是会出现上述现象的）。而现代研究也证实了姜含有辛辣和芳香成分；辛辣成分系一种芳香性挥发油脂中的"姜油酮"。其中主要为姜油萜、水茴香萜、姜酚、桉叶油精、淀粉、黏液等。其中的挥发油类与血液循环密切相关，有助于增强血液循环，提高体温，兴奋肠道，促进消化。由于其芳香辛辣的特性，故有健胃、温暖、兴奋、发汗、止呕、解毒等作用。而对于来自中医五行归类、取类比象的思维中带有主观色彩的推理、叙述，我们应该采取"存疑"的态度，以待进一步思考和研究。

（2）寒性食物与肝病养生及其原理

对寒性食物最原始朴素的认知就是食用之后产生了被概括为"寒凉"的人体反应，那么哪些人体反应被认为是"寒凉"呢，常见的就是怕冷、受凉疼痛，同时伴随着腹泻等现象。拿常见的食物螃蟹举例以帮助大家理解，古人吃了螃蟹之后，常常产生腹泻的现象，于是就自然而然将这种症状与螃蟹的寒热联系起来，认为螃蟹是"寒"性的。如果分析其原理，可能存在以下几个原因，第一，螃蟹作为水产，在古代运输和保存条件不完善的情况下，较其他食物更容易变质腐败，因此导致腹泻的症状常常发生；第二，螃蟹的蛋白含量较高，也会容易导致消化吸收不充分，甚至导致过敏，这类人食用后也常出现腹泻的现象。而在生活实践中，用生姜、紫苏等佐料，能够减少螃蟹对消化系统的刺激，在缓解过敏症状、调节肠道菌群方面起作用，由此缓解腹泻的症状，且中医认为生姜、紫苏属于温性食品，正好从逻辑上对治了螃蟹的副作用，也加强对了人们对螃蟹属于"寒性"的认知，其实这种认知都是以螃蟹造成腹泻或过敏的客观现象及其对治办法总结出来的规律，是值得大家参考应用的。相关文献报道称动物蛋白质具有酸性等电点糖蛋白的抗原特异性，通常能耐受食物加工和烹调，同时能抵抗肠道的消化作用，因而容易成为高致敏的食物；食物不耐受是由于机体缺乏相应的酶，身体无法消化吸收食物，食物最终以多肽等形式进入肠道，人体针对这些物质产生过度的保护性免疫反应进而产生食物特异性 IgG 抗体，并与食物颗粒形成免疫复合物，从而导致全身各系统的症状与疾病。这些都可以是食物寒热属性的阐释和理解。

知道了以上原理，对于肝病患者，寒凉食物的影响我们自然需要关注，因为肝脏是消化功能的重要组成部分，当患有肝病时，机体消化功能与正常相比是下降的，肠道菌群的稳定性也会受到影响，所以中医根据人们食用不同食物之后有可能出现的不良反应而总结出来的经验是值得参考的。中医认为寒凉的常见食物有西瓜、黄瓜、梨、柚子等，对于肝病患者来说，这些食物也容易引起消化不良、腹胀、腹泻等症状，应该少吃或不吃。

（3）热性食物认知与肝病养生及其原理

对热性食物的认知也是同样的原理，比如羊肉，中医就认为是热性的食物，因其腥膻而有辛热之性，容易动热生风。现实生活中，大家吃完羊肉与吃完猪肉、鸡肉相比，更容易出现口渴、咽喉疼痛、身体燥热，或者长口疮、痤疮。羊肉之所以腥膻，是因为羊肉脂肪中的脂肪酸多是包括 8~10 个碳原子的支链脂肪酸，在羊肉烹饪煮熟的过程中会使羊肉有不同口味，而腥膻之气主要与 4-甲基辛酸和 4-甲基壬酸这两种物质有关。羊肉造成燥热，一方面因为羊肉本身热量就高，另一方面高蛋白质在消化吸收过程中消耗能量也多，"食物热效应"也明显，于是人体散热增多，会觉得身体有燥热感。容易口渴的原因是因为分解利用蛋白质时人体还需要大量的水参与反应，所以会出现口渴的现象。而高脂肪、高热量也引起水溶性、脂溶性维生素代谢失调，同时蔬菜水果摄入相对减少，烹饪过程中加入肉桂、八角等调味料也可能引起炎性因子的变化，于是容易出现口腔溃疡、咽痛、痤疮等症状，这些都是羊肉腥膻辛热的部分原理和机制所在。

对于肝病患者，也要格外注意热性食物。比如有的肝病中医认为是湿热所致，这类患者就应该少食用热性食物，因为这类食物辛热刺激，可助湿热加重，对病情是不利的。

（4）肝病日常饮食寒热温凉的搭配及其原理

肝病患者除了日常营养学角度进行合理的饮食搭配，也可以从食物的寒热温凉的角度进行调理。中医讲究饮食的寒热温凉要有"防微杜渐"的思想，认为"火气虽微"但"内攻有力"，影响虽小，时间长了，也有形成疾病可能。有的肝病患者有食用大枣，或用菊花泡水喝这样的日常保健小习惯，认为都是食品，即使中医辨证不对，也不会有大问题。而临床的客观现象告诉我们，不少肝病患者每日食用 2~3 枚大枣，坚持几个月甚至半年以上，出现了咽痛、口干、颜面疮疖的现象，这是因为肝病容易肝阴虚或肝血虚，而中医认为大枣偏温，更加重肝阴虚或肝血虚的"内热"，从而导致了上述症状，其可能的原理和机制是一种氧化应激反应。因为大枣含糖丰富，经常食用会导致血糖升高，其对机体的代谢产生了影响，进而产生了局部的炎症反应。而一些长期用菊花泡水喝的肝病患者，时间长了之后，会产生食欲减退、腹泻的症状，中医理论认为这是菊花寒凉损伤脾胃引起的，而其现代原理可能是菊花中所含的黄酮类化合物、三萜类化合物以及挥发油对胃肠道的刺激和对肠道菌群的影响导致的，长期饮用，对于胃肠功能减弱及肠道菌群不稳定的肝病患者来说，其不利影响就会表现出来，所以长期使用某种保健食品或者代茶饮，还是要请有经验的中医专家进行指导比较好。

最后再强调一下，中医认为的食物的寒热温凉，主要是通过观察人们食用之后身体产生的反应来进行客观现象总结得出的合理经验，经中医理论的解释和概括，成为一种被中国文化能够接受的共识保留了下来，这并不是说要止步不前，我们希望能够通过研究更清楚寒热温凉导致人体不良反应的原理机制，使中医理论上升为更为科学可信的经验。而在此之前，对古人总结的经验如果没有确凿否定的客观事实，可采取"宁可信其有"的态度，对患者的养生防病进行综合利弊分析后进行合理的调整才是科学的态度。

（5）关于发物的概念及现代阐释

在日常生活、疾病预防中，尤其是肝癌的预防，中医常强调慎食发物。对于"发物"的概念，因为其没有明确的标准和现代的临床与之相关的证据，要正确地认知和对待发物，就需要把其产生的来源和具体含义搞清楚。

发物，顾名思义，就是"导致发作之物"，要关注的问题是，导致什么发作。这个并不难理解，"发"一般指的是导致人类疾病的发作或者复发，这里的"物"，可以是食品，也可以是人类周围的环境。再深入探讨，人类疾病指的是哪些疾病呢，可以从跟食品或者环境关联密切的人类疾病进行筛选。

常见与饮食和环境相关的疾病，有过敏性疾病、感染类疾病、自身免疫病、肿瘤等。对于过敏性疾病，日常生活中见到的比较多，比如有人对花生过敏，有人对酒精过敏，有人对海鲜过敏，如果不小心食用了此类食物，可以明显地导致人体的过敏现象，如皮疹、哮喘，严重的比如引起的喉头水肿阻塞呼吸道可能危及生命，这是中医"发物"的第一种情况。这些食物之所以可以导致过敏，是因为有些海鲜类食品如虾、蟹类本身就含组胺，能够引起人体血管的通透性增高，可以出现毛细血管扩张出血，进一步引起组织水肿，引起一系列反应；有些是因为人体本身特异性免疫球蛋白增高，对常见的食品如花生过敏；还有环境因素比如装修中的甲醛、油漆等，也可以导致一些人皮肤过敏或者产生呼吸道症状，古代中医也有"漆毒"的表述，其实也是人体对"漆"产生的过敏反应，从这个角度讲，这些引起过敏反应的环境因素，也可以称为"发物"。上面所说的这一类"发物"，主要还是针对具体的人而言，对多数人，不会导致过敏反应，所以就不能称为"发物"。

有些感染类疾病，如皮肤疮疖，经治疗已经好转或者减轻，但是当食用了一些难以消化或者热量较高的食物后，又导致疮疖等皮肤软组织感染的反复，被认为是食用这些食物后促进了机体的炎症反应状态，这些食物也可以称为"发物"。这种情况属于大多数人都可能出现的情况，需要常规地进行避免，也就是在有皮肤软组织感染疾病时，饮食应相对清淡，减少高脂、高糖、高热量食品的摄入，就是控制"发物"。这是"发物"的第二种情况，由于大多数人都可能出现上述状况，所以这种发物对人群来说，是带有普遍意义的。

一些自身免疫病，免疫系统的紊乱失调对于疾病的控制是非常不利的，那么这类人群需要注意的食品或者环境就需要更加细致，如风湿关节炎、类风湿关节炎、哮喘患者，对一些环境，比如潮湿、密闭、新装修的环境，可以产生不适应而导致病情的发作或加重，一些对人体而言蛋白异质化明显的食物，如不常食用的蛋类（鹌鹑蛋、鸵鸟蛋等），食用后也常见到病情的加重反复，对于此类人群，上述的环境和食物就都是"发物"，这是"发物"的第三种情况。

"发物"的第四种情况，就是人们认为有些食物能够促进肿瘤的发生，因为肿瘤的发生机制相当复杂，如果从肿瘤发生的角度讲，导致人体慢性炎症发生或加重，或者引起免疫力下降导致肿瘤发生风险增高的食物，可以认为是"发物"，但这种认识比较难找到临床证据的支持和现代研究的证明，因为从预防肿瘤的角度称某类食物为"发物"，是值得商榷的。另外含黄曲霉素的花生能够导致肝癌，但这种食物应该理解为毒物，不太适合"发物"的概念。

当然，"发物"的概念是从食物或环境对人体的影响来认识，所以人体的反应在其中是最关键的，离开了人体反应，食物或环境都不可能成为"发物"，所以"发物"同中药的性味归经、功效主治等概念一样，属于关系属性范畴概念，而不是事物本身属性。

### 3．肝病患者饮茶保健及其原理

中国的茶文化博大精深，中国人发现和饮用茶的历史据考有近五千年，茶文化影响着一代又一代中国人，在近代，饮茶文化已然成为国家特色和标志，甚至还传播至其他国家，茶成为世界人民生活常备之选。

在茶文化中，饮什么茶只是最基本话题，它包含饮茶的一系列过程，通过沏茶、赏茶、饮茶、品茶等细节与中华文化内涵相结合，以一套饮茶礼仪为外在形式，逐渐形成的一种具有鲜明特征的文化。在中国，如何饮茶是中国人津津乐道的话题，而更为重要的是饮茶不仅是一种文化，更是一种关乎养生的重要手段。此次不探讨茶文化精神层面的内容，只从肝病患者如何饮茶保健及其原理进行探讨说明。

（1）茶的常见分类

茶作为养生文化的重要代表，来源于中医的认知。中医认为茶可食用、解百毒。唐代医家陈藏器在《本草拾遗》中说"茶……破热气，除瘴气，利大小肠"，宋代医家陈承在《本草别说》中认为茶能"治伤暑，合醋治泄泻甚效"。中医用到茶的方剂也非常常见，如宋代《太平惠民和剂局方》治疗头痛的川芎茶调散能够疏风止痛，其散剂用茶调服才有更好的疗效。

中国茶的分类众多，目前尚未有统一的方法，按照不同的标准有不同的分类方法。如果根据制茶工艺中茶多酚的氧化聚合程度不同，可以将茶叶归纳为六大类，即是绿茶、青茶、黑茶、红茶、白茶、花茶。

绿茶：绿茶是没有经过发酵的茶类，制作工艺上由于杀青和干燥方法不同，可以分为炒青绿茶、蒸青绿茶、烘青绿茶以及晒青绿茶。中医认为绿茶是寒性的。

青茶：也称为乌龙茶，属于半发酵茶，既有绿茶的清香，又有红茶的浓郁。茶叶冲泡后，叶片中间呈绿色，边缘有明显的红边，俗称"绿叶红镶边"。

黑茶：属于后发酵茶，加工工序主要包括杀青、揉捻、渥堆、干燥等。其中渥堆是指将晒青毛茶堆放成一定高度后，洒水覆布，在湿热作用下发酵一定时间并晾晒而成。

红茶：属全发酵茶，将茶叶经萎凋、揉捻、发酵、干燥等一系列工艺过程精制而成的茶。萎凋是红茶初制的重要工艺，红茶在初制时称为"乌茶"。

白茶：属微发酵茶，是采摘后，不经杀青或揉捻，只经过晒或文火干燥后加工的茶。

花茶：将植物的花或叶或其果实泡制而成的茶，利用茶善于吸收异味的特点，将有香味的鲜花和新茶一起闷，茶将香味吸收后再把干花筛除。

之所以按照上面的这个方法分类进行说明，是因为中医认为的寒热温凉的茶的性质跟上述的炮制工艺有很大的关系，中医寒热温凉的最朴素认知，就是饮用茶叶后人体会产生什么样的反应。最常见的是消化系统的反应，如果饮某类茶后会导致食欲下降、腹泻、怕冷等中医认为的寒凉之象，那么就会认为这一类的茶属于寒性；与之相反，如果饮用后没有出现上述现象，还有助于消化，也不会导致腹泻，还可能出现大便偏干，自然就认为其属于温性；而花茶因为其芳香的特点，中医认为芳香能够除湿，也认为略属于微温之性。

茶类寒热温凉的现代原理：茶的主要成分为有机酸、茶多酚、氨基酸以及咖啡因等。拿绿茶来说，其中含有的有机酸、茶多酚含量较多，对人体胃肠道刺激较大，可导致排便次数增多。另外，茶多酚在人体内跟铁发生反应，会造成人体缺铁而导致缺铁性贫血，也是中医认为绿茶寒凉，脾胃虚寒的人饮用后影响"中焦脾胃受气取汁，变化为赤"的生血功能的原理。唐代《本草拾遗》认为茶有"久食令人瘦"的作用，主要也指的是绿茶。按照这个原理，根据上述制茶工艺导致主要成分的含量，就可以知道以上六类茶大概的寒热温凉及其可能的原理。如发酵茶，其茶多酚和咖啡因含量减少，对肠胃的刺激较小，而对脂类代谢的作用仍然保留下来，其与绿茶相比，就认为是温性的；而半发酵茶就介于发酵茶和未发酵茶之间，性质较为平和。

（2）肝病患者如何饮茶

肝病患者饮茶与正常人相比，更要注意不同茶类的饮用对身体的影响。首先，因为肝脏是一个重要的消化器官，在肝病过程中，肝脏胆汁成分的变化会影响其消化功能。所以肝病患者消化状态常常因为肝脏功能变化，引起胆汁成分的异常，进而导致消化功能的变化，在这种状态下，对不同的茶类，反应就会更加明显，因此饮茶时就需要更加注意。

① 肝病患者胆汁分泌、排泄障碍如何饮茶

肝脏发生炎症时，常伴有毛细胆管阻塞，这就导致胆汁的分泌和排泄不足，影响脂类以及脂溶性维生素的吸收，也就造成了消化不良、腹泻等证候，中医认为"脾虚"，这种情况下，中医认为就不适合饮用"寒性"的绿茶，可以适当饮用温补脾胃的发酵茶类，如普洱茶就较为适宜。

② 胃酸增多的患者如何饮茶

肝病患者常有胃酸增多，茶叶里的生物碱可降低磷酸二酯酶的活性，而磷酸二酯酶能够抑制胃壁细胞分泌胃酸，而且茶叶里的茶多酚也会刺激导致胃酸的增多，所以饮茶的结果可能会导致胃壁细胞分泌出更多的胃酸，对肝病患者是不适宜的。而经过发酵的茶类，茶多酚在氧化酶的作用下发生酶促氧化反应，含量减少，生物碱也有所变化，因此对胃部的刺激性就随之减小了，所以从胃酸分泌的角度讲，可以适量饮红茶等发酵茶类。

③ 消化酶分泌减少的患者适合饮用的茶类

从消化酶的角度讲，一方面，如黄茶在沤制过程中可产生有利于消化的酶类，被认为有助于增强消化功能；另一方面，某些茶类，如茯苓砖茶、普洱茶，经现代研究发现能够不同程度增强人体不同种类的消化酶的活性，通过补充或增强消化酶活性，从不同角度改善消化机能。可根据需要选用不同的茶类。

④ 茶叶的其他功效及肝病保健

茶叶中的重要成分茶多酚有抗癌作用，肝病患者饮茶有助于预防肝癌形成或控制肝癌进展，这在丙型病毒性肝炎的研究方面已有充分的实验证据。其具体的机制是，茶多酚能够抑制和阻断人体内源性亚硝化反应，防止癌变和基因突变；抑制致癌物与细胞 DNA 的共价结合，防止 DNA 单链断裂；另外，茶多酚通过提高人体免疫球蛋白总量并使其维持在高水平，刺激抗体活性的变化，从而提高人体免疫能力，预防肝癌。研究表明，每人每天摄入 160mg 茶多酚即能对人体内亚硝化反应过程产生明显的抑制和阻断作用，摄入 480mg 的茶多酚抑制作用达到最高。

一些研究也发现了茶多酚更多的益处。研究表明，肝病患者血浆纤维蛋白原的增高可引起红细胞的聚集，血液黏稠度增高，会促进血栓的形成。而茶多酚能够对红细胞变形能力提供保护和修复作用，能够与凝血酶形成复合物，阻止纤维蛋白原变成纤维蛋白。因此，当人体摄入茶多酚时，就会有防止血栓形成的效应。另外，茶多酚还能够抑制血浆及肝内胆固醇上升，促进脂类及胆汁酸排出体外，也从源头上减少了血栓生成的可能。

从茶多酚含量的角度讲，绿茶最高，而其他发酵茶类根据发酵程度会有所减少，但都会有一定的含量，肝病患者，因为病情轻重不同、个体体质的差异，其消化功能的下降也不是完全一致的，比如有肝病患者自觉消化机能并没有受到影响，那么如果从抗癌这个更有利于肝病结局的角度讲，肝病患者常愿意选择饮茶保健。在这种前提下，应根据个体不同情况选择适合自己的茶类。

# 二、肝病的运动、作息、情绪养生及原理解析

## 1. 肝病运动养生及其原理解析

人们常说，生命在于运动。的确，运动对人体的好处是不言而喻的，运动既能够强健身体，改善人体各个器官的功能，增强人体适应性，使心血管系统保持畅通，肺功能得以增强，进而增强消化功能，中医概括为"动则生阳""气血以流通为贵"；此外，运动还能够增加多巴胺、内啡肽的分泌从而改善情绪，缓解焦虑，可谓身心同调。

对于健康人群来说，可根据自己的喜好选择运动方式并加以坚持，但对于肝病患者来说，由于其部分身体功能的改变或下降，对运动方式、运动时间、运动频率的选择就会要求得比较严格，因此需要从每个细节上加以注意，才能达到以运动养肝而不是运动伤肝的效果。

（1）肝病患者运动方式的选择

运动一般分为有氧运动和无氧运动。有氧运动简单理解就是运动过程中能够保持呼吸顺畅的运动，身体大多数肌肉进行收缩等运动时，有氧气的参与，通过代谢体内的淀粉、脂肪和蛋白质为运动提供能量来源，一般都是强度低且具有持久性的运动；与之对应的是无氧运动，一般高强度、高频率、持续性短的运动都属于无氧运动，所需的能量主要由分解血糖提供，供能过程中不需要氧的参与。当然，有氧运动与无氧运动也不是截然分开的，在一个运动过程中，是以主次来划分的，就是主要是有氧还是无氧运动，因为虽然有混合的成分，但对身体的影响却因有氧运动为主还是无氧运动为主而有不同的效果或影响。

对于肝病患者，因为病情程度不同，其所能选择的运动方式也会有差别。作为早中期（代偿期）肝病患者，行走坐卧不受影响，可选择的范围就比较大，但主要应该选择有氧运动为主。一些无氧类竞技运动，比如篮球、足球、羽毛球等比较剧烈且运动损伤风险比较大的，应该尽量避免，其中一个重要的原因是无氧运动产生的乳酸在肝功能受损的情况下代谢减慢，这也是肝病患者常觉得异常疲乏的原因之一，从这个角度讲，肝病患者根据自己身体自觉疲劳症状来选择适合自己的运动方式也是一个可行的办法。

肝病晚期（失代偿期）的患者，容易出现消化道出血、肝性脑病、腹水感染等情况，其活动也会受到比较多的限制，这种情况下，保持少量的有氧活动比如慢走就可以了，锻炼适度才有利于肝病的控制。

中医许多的养生运动方式都是比较缓和的有氧运动，比如八段锦（双手托天理三焦，左右开弓似射雕，调理脾胃须单举，五劳七伤向后瞧，摇头摆尾去心火，两手盘足固肾腰，攒拳怒目增气力，背后七颠百病消），其操作方法简单容易上手，场地要求不高，可以随时随地进行，是肝病各种程度患者都可以进行的养生功法；另外有太极拳、太极剑等运动方式，肝病患者也可以根据需要进行选择，中医的功法，一般趣味性、欣赏性比较强，除了身体的锻炼，还能得到心情的愉悦，从中医角度讲，也是比较能够达到"疏肝"效果的运动。

（2）肝病患者运动时间的选择

肝病患者运动时间也要注意，运动时间的选择主要跟几个因素有关，一是肝病患者消化功能强弱影响其运动时间的选择；二是运动时外界气候对身体的影响；三是不同程度肝病患者对运动环境的适应能力不同，根据这个原理，人们可以根据肝病不同阶段进行运动时间的选择。

肝病患者，特别是肝功能异常的患者，其消化功能减弱，胃对食物排空及肠道对食物的吸收效率也会有所下降，如果普通健康人餐后半小时即可进行运动的话，那么肝病患者应该餐后一个小时以上运动比较适宜，而严重的失代偿期肝病患者，餐后需要休息更长的时间才可以进行少量的适度运动，否则对病情也是不利的。

肝病患者，特别是肝功能异常的患者，其对低温或者高温的耐受力较正常人差，所以运动时要避免温度过高或者过低的环境。一天中，早晨、正午、夜晚最容易出现室内外较大的温差，尤其是冬天和夏天，因此肝病患者一天中运动时间点的选择，可以是上午八九点钟或者下午五六点钟为宜，这个时间段在各种季节中属于一天中温度比较适中的时候，此时锻炼，身体比较容易适应。

（3）肝病患者运动频率的保持

肝病患者对运动后产生的代谢废物处理较慢，所以单次运动时间不宜过长、过激烈，两次运动间隔一定时间，给机体一定的恢复时间。

一些肝病诊疗指南也为肝病患者运动频率和时间提供了参考，比如，对于非酒精性脂肪肝患者进行每周不同运动频率和累积时间进行研究，结果显示，在一定运动时间内，运动时间越长的，内脏脂肪越少，特别是每周进行 250 分钟以上中高强度运动的实验组，肝脏中高密度脂蛋白胆固醇和抑制肝脏炎症的脂联素有所增加，而铁蛋白和脂肪酸的过氧化物会随之减少。因此，对于非酒精性脂肪性肝病来说，除了控制饮食外，每周 3~5 次中高强度运动，累积时间达到 250 分钟的运动频率和方式，是比较适宜的。对于比脂肪肝程度重的其他肝病，比如肝硬化代偿期、失代偿期、肝癌患者等，虽然没有更明确的推荐意见，但是可以参考这个意见，随着病情的轻重，酌情降低运动频率和减少总运动时间，运动强度从中高强度改为中低强度。

## 2．肝病作息养生及其原理解析

2017年诺贝尔生理学或医学奖授予的是"含羞草生物节律分子机制方面的发现"，表明植物也存在生物节律。"生物节律"其实是一个离大家日常生活很近的现象。关于节律的概念，人们应该比较容易理解，字面意思可以解释为有规律的节拍、律动，就是常说的"生物钟"。早在1994年，美国西北大学发现并说明了人和动物的生物时钟是由 *Clock* 基因和蛋白、*Per* 基因和蛋白、*Tim* 基因和蛋白、*DBT* 基因和蛋白这4种基因和蛋白共同作用，形成了动物和人24小时生物节律。

了解人体生物节律的特点，对于疾病的防治，也是有帮助的。肝病患者病理过程中，也可以顺应机体的生物节律来进行日常保健。中医自古以来都强调人与自然相应，并且人体有"日节律""月节律""四季节律"的现象，人们应该根据各种节律来进行养生保健、防病治病。

（1）日节律与肝病养生

中医日节律的"旦慧昼安，夕加夜甚"，指的是当人体罹患疾病时，疾病轻重或者说人体自觉的症状的轻重会多数会表现出早晨较轻，白天平稳，傍晚开始加重，夜间症状最明显的现象。尽管一些疾病表现得并不显著，但对于绝大多数疾病，临床上确实有这个现象，而这个现象的原理也容易理解。中医的解释是："朝则人气始生，病气衰，故旦慧；日中人气长，长则胜邪，故安；夕则人气始衰，邪气始生，故加；夜半人气入脏，邪气独居于身，故甚也。"这是根据人体正气在一天之中的多少，其对抗邪气能力的强弱来解释的，用现代医学来说，人体在一天之中激素分泌、器官功能存在昼夜节律，此外，睡眠及其体位，以及昼夜温差对人体的影响，会使人体在经过睡眠调整后，整体功能在晨起时较为好转，而随着白天机体的活动，产生的代谢产物或摄入的食物，使人体各器官负担增大，对于疾病的承受能力减弱，人体感受的自觉症状就会明显。

肝病患者常常也有"旦慧昼安，夕加夜甚"的现象，了解这个现象，一方面可以缓解紧张焦虑的情绪，另一方面，也可以从饮食运动作息方面进行调整，如晨起状态较好时适当运动，傍晚状态较差时活动量要适度，以免加重不适感。饮食方面，可以早晨丰富一些，晚上减少消化系统的负担，要尽量少吃且以易于消化的食物为主。

对于根据生物节律进行睡眠的调节也是非常重要的，中医经络循行的时间分布其实也是对人体脏腑活动日节律的一种表达，具体指的是 23：00～1：00 是胆经旺盛之时，凌晨 1：00～3：00 是肝经旺盛之时，3：00～5：00 是肺经旺盛之时，5：00～7：00 是大肠经旺盛之时，7：00～9：00 是胃经旺盛之时，9：00～11：00 是脾经旺盛之时，11：00～13：00 是心经旺盛之时，13：00～15：00 是小肠经旺盛之时，15：00～17：00 是膀胱经旺盛之时，17：00～19：00 是肾经旺盛之时，19：00～21：00 是心包经旺盛之时，21：00～23：00 是三焦经旺盛之时。

对于肝病患者来说，我们重点关注 23：00～3：00 胆经和肝经的旺盛之时，中医的肝胆经络循行指的是包括中医肝胆脏腑在内的经络系统，其中有现代医学解剖学肝脏、胆囊的含义。《黄帝内经》讲"人卧则血归于肝。"从现代医学来理解，人体在躺卧时血液较多地流向肝脏。现代试验研究也证实，人体平卧位时，肝脏的血供可以较站立时增多 30%～40%，此时，人体血液内多种物质参与肝脏的合成、解毒、代谢等各种生化反应，有助于受损的肝细胞修复，也利于肝细胞的再生。如果此时我们还在"熬夜"，身体没有进入平卧状态，或者即使是平卧，也在玩手机看视频，使本应流向肝脏的血流，大部分仍流向大脑，肝脏没有完成本该在这个时间段完成的修复、解毒、代谢工作，那么人体就会出现代谢废物蓄积，出现痤疮、口腔溃疡等中医认为"阴虚火旺"的表现。对于肝病患者，在这个宝贵的肝脏休养生息的时间段，一定要保证高质量的充足睡眠。临床事实也表明，睡眠问题也是肝病加重的重要因素。

肝病患者其他经络运行旺盛时间可以参考的是，早晨 5：00～7：00 是大肠经旺盛之时，养成此时排便的习惯对消化系统比较有益；7：00～9：00 是胃经旺盛之时，胃大量分泌胃酸，此时进餐比较合适；9：00～11：00 是脾经旺盛之时，这个时间是消化功能比较好的时间，一些爱睡懒觉的人在这个时间起床，常常反而觉得困倦没食欲，从中医角度讲就是没有遵照脾胃的工作时间来作息。13：00～15：00 是小肠经旺盛之时，小肠主消化吸收，中午吃得较多而丰富有利于为机体提供足够的营养物质。

（2）月节律与肝病养生

《黄帝内经》认为："人以天地之气生，四时之法成""人与天地相参也，与日月相应也"。其中与日月相应就是指人体要顺应日节律和月节律。对于月节律，中医认为人体的生理与之密切相关，"月始生，则血气始行；月郭满，则血""月生无泻，月满无补，月郭空无治"。在人们的日常生活中，月节律在人体表现最明显的就是女性的月经。中医《妇人良方》中对月经周期的认识："经血盈亏，应时而下，常以三旬一见，以象月则盈亏也。"

由于除了人类外，其他动物类似月经之类月节律的现象不明显，而且人类的女性月经时间也不是全部与月亮盈亏完全一致，所以月球与人类月经的关系尚未有定论，但人类月经的月节律是存在的，应该顺应这个自然节律的规律来养生防病。对于肝病患者来说，经常有一个现象，就是女性患者容易出现月经失调，从中医角度比较好理解，中医认为"女子以肝为先天"，当肝系统发生问题出现肝血亏虚、肝阴不足时，肝经巡行的日节律、月节律都会受影响，进而月经自然会受到影响。而从现代医学来看，由于肝病情况下，肝脏对人体的雌激素等灭活能力减弱，因此雌激素含量增高，会导致女性月经紊乱，另外，雌激素蓄积会引起机体毛细血管扩张，这也是慢性肝病患者肝掌、蜘蛛痣出现的原因之一。而对这种情况导致的月经紊乱，治疗的核心是补肝血、养肝阴，恢复肝脏的正常生理功能。

（3）四季节律与肝病养生

中医强调人与自然相应的一个重要内容就是强调养生要与

四季相应，中医认为自然界四季的简要特点是"春生夏长，秋收冬藏"。人体的状态也应该是跟这个自然生长收藏保持一致才行。从整体的活动作息来说，《黄帝内经》认为"春三月"应该"夜卧早起，广步于庭，被发缓形，以使志生，生而勿杀，予而勿夺，赏而勿罚"；"夏三月"，应该"夜卧早起，无厌于日，使志勿怒，使华英成秀，使气得泄"；"秋三月"应该"早卧早起，与鸡俱兴，使志安宁，以缓秋刑，收敛神气，使秋气平，无外其志"；"冬三月"，应该"早卧晚起，必待日光，使志若伏若匿，若有私意，若已有得，去寒就温，无泄皮肤，使气亟夺"。《黄帝内经》将自然的四季节律对人体的生理影响以及人们的应对方式加以融合，提出了明确的作息与情志调节的建议，日常养生保健都可以参考。

·对于肝病患者顺应四季节律的养生，除了按照上述的作息和情绪调节进行外，还可以根据中医提出的"脏腑与四季对应"的理念进行。《素问·脏气法时论》就是以肝主春、心主夏、脾主长夏、肺主秋、肾主冬来将脏腑与季节进行分别对应。按照这个对应，一般认为春天时应该特别注意养肝，中医理论之所以这样认为的可能原理，是因为春天万物复苏，根据我国所处的地理环境，随着气温的升高，自然界的细菌、病毒等各种微生物也会呈现易于流行传播的状态，而此时人体顺应自然环境会导致体表温度升高，气血分布于体表较多，这种气血分布的调节，需要"肝藏血"功能的正常发挥才能完成，如果"肝藏血"失常，气血调节失畅，机体卫外功能下降，就可能发生"春温""风温"等疾病。肝病患者本身调节功能下降，在春季这个时候更应该注意这一点，要"夜卧早起，广步于庭，被发缓形，以使志生，生而勿杀，予而勿夺，赏而勿罚"，就是说要睡得早点，早起进行适当的舒缓的活动，要保持积极的情绪，不要因为计较得失使心理失衡。

当然上述养生理念并不是让我们拘泥于具体的脏腑跟季节的一一对应关系，其实这些内容想表达的意思是：不同的季节机体会由于自然环境的变化呈现不同的特点，我们应该根据这些不同的特点进行相应的调整，使身体机能保持一个平稳的运行状态，这样才能预防各种疾病的发生或病情的加重。

### 3．肝病情绪养生及其原理解析

中医认为"郁怒伤肝"，指的是抑郁、愤怒的情绪会损伤中医"肝"系统的功能。其中的抑郁就是我们俗话说的"生闷气""想不开"，愤怒就是常说的"发脾气"。在现代社会，生活节奏快，竞争压力大，社会环境变化让人们的心情产生快速的变化，如果适应能力强还好，适应能力弱而又内向的人，心理调节能力差，不能够解决心理所面临的问题，不爱向人诉说，就会憋在心里，形成抑郁状态。而外向的人，就可能会通过发脾气的形式表现出来，但不管哪种形式，对我们的身体，都会产生影响。

"郁怒伤肝"的日常生活表现是人们在生气的状态下，会觉得两胁肋部（中医肝经络所过的部位）胀痛不适，俗话说"气得肝疼"也是这个现象的形象表述。除了肝区胀满不适，时间长了，也会影响消化系统导致食欲下降；影响神经系统导致睡眠障碍，而且这种状态，到医院进行化验检查，又往往查不出器质性问题，也难以给予针对性治疗，轻则诊断为"神经官能症""躯体化障碍"，持续时间久、情况严重的，有可能被诊断为"抑郁状态""焦虑状态"，最终成为"抑郁症"的潜在人群。

抑郁或生气的状态在人们生活中虽然是常见的现象，不可能完全避免，但是有一个度的问题。偶尔生气是很常见的，但我们也经常看到一些特别爱生气的人，几乎每天都能因为一些小的事情而大发雷霆，不仅伤和气，还可能引发打架斗殴，甚至引起刑事案件，酿成不可挽回的后果。抛开人的性格问题等因素，这里只就身体层面来分析如何避免和调节这种情况，学会"防微杜渐"，将中医学对待情绪问题的认知和现代医学对于情绪原理的阐释结合起来，就会有助于对失控情绪进行预防。基于以上认识，这里来谈谈肝病患者情绪的养生方法及其原理。

（1）抑郁、生气对身体的影响

"郁怒伤肝"的现象也可以用现代原理来解释，人在抑郁或生气的状态下，机体产生的反应主要有以下几个方面。

首先是对肝脏的影响，人在抑郁或生气时可导致交感神经高度兴奋，尤其是暴怒时更是如此。在这种状态下，人体动脉血管会处于紧张收缩状态，生气时手脚发凉就是这个原因的常见表现。在身体内部，为肝脏供血的肝动脉在紧张收缩的状态下，肝脏供血量会明显减少，这样会带来几个不利后果：肝脏供血供氧减少，肝细胞的正常合成、代谢、解毒功能就会受到影响，进而影响到消化机能，即中医说的生气导致"肝木克脾土"的现象。

其次是对身体其他系统的影响：交感神经过度兴奋对心血管系统的负面影响，由于神经内分泌的高度相关性，也会影响内分泌系统的功能，中医理论认为"女子以肝为先天"，其中就包含了情绪影响"肝"系统，导致内分泌失调，即影响"肝藏血""主疏泄"的功能，进而影响女性经、带、胎、产功能失常的现代医学机制。

（2）肝病患者情绪调节的重要性

肝病患者，更容易因为情绪问题出现胁肋部胀满、消化不良、失眠等现象。中医认为这属于"肝郁化火""肝郁脾虚""肝火上炎"，常常采用疏肝解郁、疏肝健脾、清肝泻火的治疗原则进行身体调整。其实其现代机制也比较好理解，肝病患者，其中三大死亡并发症之一就是肝性脑病肝病脑病I期时患者会出现轻度性格改变和行为失常。性格改变表现出极端的情绪变化，抑郁或者愤怒，也会出现睡眠颠倒，其主要原因现在认为跟血氨升高、支芳氨基酸比例失调等相关。但就肝病患者来说，这里的情绪更加强调的是变化，就是跟发病之前相比，其抑郁或者生气的状态是不是频率增加了、程度加重了，只有根据变化，才能进行正确的判断。相比于普通人，抑郁或愤怒对肝脏的影响，对肝病患者造成的损伤只会"有过之而无不及"，这需要更加重视其情绪变化和调节。

（3）肝病患者情绪调节的方法及原理

对于肝病患者，调节情绪分治疗和预防两个方面，血氨正常值（谷氨酸脱氢酶法）为 $11\sim35\mu mol/L$。

从治疗的角度讲，如果肝病患者血氨等升高了，就要采取以下两个措施。

　　减少来源：其操作办法就是减少高蛋白的摄入，因为蛋白质在肠道内代谢成为血氨的主要来源，同时，肝病患者容易出现肠道菌群功能失调，也成为血氨增多的一个要素。减少来源的另一个方法就是服用乳果糖酸化肠道，通过这种方式进一步减少血氨的生成。中医药采取"通腑泻热"的治疗办法来治疗辨证为"阳明谵语"证候，从而改变因肠道功能失常导致的神志异常的治疗办法，其中一个可能机制就是改变了血氨的代谢。

　　降低血氨值：降低血氨值的办法就是用药物如门冬氨酸鸟氨酸来进行输液或口服治疗，一般能够较快降低血氨值以改变肝性脑病导致的病情变化。

　　从预防的角度讲，也可以主要从四个方面采取措施。

　　饮食预防：既然知道血氨能够影响人的情绪，那么在正常值范围内的波动，比如血氨从 11μmol/L 上升到 35μmol/L，人的情绪应该也是会受到影响的，从肝病患者情绪变化跟血氨有波动建立关联的角度，就不能等到血氨高了才进行干预，而是在肝病患者日常生活中就注意通过饮食调节来达到防治其"血氨升高导致情绪变化，进而影响肝功能"的这一恶性循环，中医认为容易"产热生风"的食物如羊肉，从高蛋白诱发肝性脑病的原理来认识，肝病患者应该避免过多食用。如果某些时候食用高蛋白食品过多，可以通过食疗缓泻的办法，使肠道产生的血氨吸收减少来达到预防的目的，比如可以食用蜂蜜达到轻微腹泻来预防血氨的升高。

情绪舒缓预防：从情绪调节的角度讲，情绪舒缓的情况下，肝动脉痉挛收缩的状态减少，那么肝脏供血就会减少波动，也会形成肝功能的良性循环。主动调节情绪的办法，中医概括为"疏泄"，具体来说，当遇见可能诱发情绪波动的事件时，采取心理疗法，可以通过谈话聊天、唱歌跳舞来转移注意力，也可以培养一种有益于身心的嗜好，当有所嗜好时，能够专注于某一件事情，自然能够做到情绪转移，作为中国传统文化的琴棋书画，都可以选用参考，而且这些内容，还可以增加与人交流的机会，通过融入共同爱好中使情绪缓解下来，减少抑郁或发怒的频率，最大限度减少情绪变化对肝脏功能的影响。

运动预防：运动能够改善情绪，中医讲"气血以流通为贵"，通过运动改善气血运行，对全身脏腑功能包括肝脏都是有益的。运动之所以能够缓解情绪变化对肝脏影响的机制是因为：快走和慢跑都会分泌多巴胺，而较为剧烈的运动会产生内啡肽。

多巴胺是大脑中含量最丰富的儿茶酚胺类神经递质，能够调控中枢神经系统的多种生理功能，与人的情绪有关联，被认为能够传递兴奋及愉悦的信息。内啡肽是一种脑下垂体分泌的类吗啡生物化学合成物激素，能够给人带来欣快感，人们常常将内啡肽称为"快感荷尔蒙"或者"年轻荷尔蒙"就是这个原因。因此，肝病患者进行适量的运动，对情绪调节是有益的，但运动的方式要有所要求，具体可以参照"肝病运动养生及其原理解析"部分。

中医药预防：有些情绪变化明显影响机体功能，应用食物、情绪舒缓等办法尚不能缓解症状，患者生活质量因此明显下降，但临床治疗没有发现明显的异常时，是采取中医药治疗的时机，中医对于情绪问题对"肝"的影响，自古以来有着较多的理论论述和临床实践经验的总结，可以找有经验的临床中医医生进行针对性的辨证论治。如中医讲的"火郁发之"即是通过泻热通便法来治疗肝火郁结，其有效机制和原理也可以从改变血氨等对神经系统影响的角度来解释。

通过上述饮食、爱好、运动及中医药的综合的、全方位的调治，肝病患者情绪能够保持最高程度的稳定，对肝病的病情稳定会大有裨益。

# 三、肝病音乐疗法及其原理解析

提起音乐，人们或多或少都会有切身感受，除了先天失聪的情况，人的一生中很难说没有听过任何形式的音乐，音乐作为一种艺术形式、娱乐方式、交流工具，在我们社会中扮演着重要角色。卫星"旅行者1号"上就携带了各类音乐，旨在向外星人表达人类的问候，说明了音乐在人类心目中的重要分量。

人们常说，文字、语言、生活习惯都有国界，但是音乐是没有国界的。一首愉悦身心的音乐，可以带给不同语言、不同背景的人们趋同的情绪感受，可以给人们带来心理的慰藉、灵魂的洗礼，更能够因此带来健康的一种守护。所以，了解音乐，欣赏音乐，能够带给我们身心的双重益处，也是我们养生防病不可忽视的内容。

## 1．音乐与中医养生的关系及原理解析

中医历来重视音乐与人的关系，在中医学的五行分类中，也设计了音乐的内容。为了对应脏腑，《黄帝内经》选取了宫、商、角、徵、羽五音，与五脏相配，其中脾应宫音，其声漫而缓；肺应商音，其声促以清；肝应角音，其声呼以长；心应徵音，其声雄以明；肾应羽音，其声沉以细。

古代在创作音乐时，也会以一个主音为基调编制某一调式的旋律。中医用音乐来养生防病的理论基础是音乐本身的音调、音质、音色特点以及带给人的情绪感受进而带来的机体反应来概括音乐的中医养生特性的。比如唐代的王冰将音乐的性质与五行的特点关联起来，认为："角谓木音，调而直也。徵谓火音，和而美也。宫谓土音，大而和也。商谓金音，轻而劲也。羽谓水音，沉而深也。"角调式乐曲因为"直"的特点和带给人的感受，以其为主创制的乐曲，旋律朝气蓬勃、伸展舒发，与中医理论中五行"木"的特性特别切合，所以就将这个音在五行归属中归到"木"，与脏腑中的"肝"相对应，那么在分析这类音乐对人的影响的时候，也就会认为这类音乐可以调节人体"肝"的功能。以此类推，徵调式乐曲五行属"火"，与人体"心"相对应；宫调式乐曲五行属"土"，与人体"脾"相对应；商调式乐曲五行属"金"，与人体"肺"相对应；羽调式乐曲五行属"水"，

与人体"肾"相对应。

区别于现代医学认识，中医不仅认为音乐从外而内对人体产生影响，也认为人体内部脏腑功能的失调也会让人体呈现于外的语音特点产生变化，这是中医学的特色之一，如《黄帝内经》中提到"视喘息，听音声，而知所苦"，因为这个认识，中医学就可以从"闻"诊听患者语音语调的特点来辨识其疾病的脏腑归属，如"木为器"则发角音，肝在五行为木，因此，人若肝郁气滞、肝气太旺则发角音；反之，若发角音则说明其为木性，为肝之有余，可见知肝病。以此作为一个重要的辨证要素进行疾病的诊断和治疗，日常生活中常说某人说话有"底气"，声音"洪亮"，其实就是脏腑功能强盛的综合反应，虽然我们不可能机械地通过音调就认为哪个具体的器官有病变，但通过人体发出的声音为诊疗提供参考仍然具有实际意义。

从现代的医学原理来分析，音乐之所以会对人体产生影响，可以从以下几个方面进行理解。首先，从客观作用的层面讲，有研究发现音乐的声波频率和声压会引起人体组织细胞和谐共振现象，这种共振会影响人的脑电波、心率和呼吸节奏。而有规律的呼吸、心率的调整对于人体的健康是有益的。另外，从人的主观感受讲，音乐会带给人情绪的波动，随着音乐的音色不同，会激发人类或慷慨激昂，或凝神沉思，或平静安宁，或愉悦舒缓等精神感受。而从神经内分泌的角度，这些神经系统的感受，也会继发地带来内分泌的变化，比如内啡肽、多巴胺水平的变化波动，进而引起机体的后续效应，从而产生更进一步的生理效应，如果能够将其应用得当，在养生防病治病过程中就能发挥很好的辅助作用。

还有值得强调的一点，音乐对人的影响还包括人在欣赏音乐过程中，自己也会通过唱歌、演奏乐器等形式融入其中。比如唱歌过程中，人通过调节胸式呼吸、腹式呼吸等不同的形式，能够对肺功能、消化功能、心血管功能带来好的锻炼，在愉悦心情的同时，身体也得到了很好的锻炼，可谓双重良性效应。

## 2. 肝病患者的音乐养生及其原理解析

音乐对人有身心俱佳的养生保健作用，对肝病患者也是非常适宜的。从中医角度讲，慢性肝病的诸多证候类型中，最常出现的就是"肝气郁滞"，从对慢性肝病的临床统计看，"肝气郁滞"的证型也占到了相当多比例，那么除了治疗上常常要疏肝理气之外，我们日常中也需要通过其他手段协同来疏肝理气，音乐无疑是特别合适的选择。

作为肝病患者的音乐养生保健，可以从以下方面进行调节，从中医角度讲，如前所述，角调式乐曲的旋律就特别适合肝病患者，因而可以选择此类旋律为主的音乐。当然，我们并不是非要如此机械地选择，只要把握大原则就可以了。

音乐主要是为了调节情绪，从中医理论出发，根据音乐对应不同的情绪也可以辅助肝病的调治。中医理论认为，人的情绪分为怒、喜、思、忧、恐，分别与肝、心、脾、肺、肾对应。但实际生活中操作起来有一定的困难，生活中的诸多音乐也较少是根据中医的五音原理创制的，大家也不容易将其明确归为五类，所以实际应用时我们把握大的原则就可以了。

　　整体上讲，适合肝病患者听的音乐比较舒缓柔和，轻度肝病比如脂肪肝的患者，在进行每周累积 250 分钟的有氧运动过程中，可以适当配合有节奏感律动略强的音乐，既有利于使长期枯燥的运动得以坚持，同时也可以增加锻炼过程对身体的良性效应；对代偿期肝硬化的患者，音乐的节奏感不宜太强，适合相对舒缓的、节奏不那么快的音乐类型；对于失代偿期肝硬化等重症肝病来说，身体的不适症状较多，我们可以根据不适症状来针对性地挑选音乐。不同的音乐被认为能够跟人们的吃饭过程建立联系，比如慢节奏的会让人吃得慢吃得少，古典音乐会让人吃饭时心情舒缓平和，肝病患者食欲本来就差，吃饭时的音乐就不能选择快节奏的音乐；失眠的肝病患者，有很多的助眠音乐可以选择。现在有很多催眠音乐就是根据音乐对人产生的心理效应创作的，这类音乐在需要保持情绪平稳、睡眠充足的特殊人群，如进行国际比赛的运动员当中，已经进行了应用并取得明显效果，都可以作为肝病失眠患者的备选。

　　肝病患者，除了欣赏音乐，也可以发展一项乐器作为自己的爱好，这样就更能够变被动为主动，不仅能够聆听，还能够演奏音乐，同时还能够通过音乐与有共同兴趣的人进行交流，如果能够加入一些自发组织的乐团乐队也不失一个较好的选择，由此形成一个有益于身心健康的嗜好，只要不使自己感到疲劳、力不从心，就有利于疾病的恢复。为了简化肝病的音乐疗法，也有了肝病治疗仪的发明，它根据患者病情的轻重，通过与红外治疗、针灸治疗相结合，在这些治疗过程中，可以根据不同证候选择音乐，能够起到一定的辅助治疗效果，可以根据实际情况选择使用。

总的来说，音乐作为日常生活一项重要的调味剂，在养生防病的过程中可以充分利用，但上述音乐的养生防病方法并不是机械的，每个人因为性格、喜好不同，对不同的音乐感觉不尽相同，所谓"萝卜青菜各有所爱"，不可能按照整齐划一的标准，最重要的并非时刻想着为了养生保健而强行逼迫自己听音乐，而是要能够通过音乐让自己融入其中，身心愉悦。

# 四、常见肝病的中医养生方法

## 1. 病毒性肝炎中医养生及其原理解析

我国常见的有五类病毒性肝炎，包括甲型、乙型、丙型、丁型、戊型病毒性肝炎。在我国，乙型病毒性肝炎数量庞大，乙肝病毒感染者的数量约有 9000 万，这已是医务工作者多年努力的结果，通过胎传的阻断及对各种感染途径的健康宣教及预防，感染者总人数较早年少了很多，取得了一定的效果，新增感染病例数明显下降。但我国的乙肝病毒感染者的存量数仍然很多，每年从慢性乙型病毒性肝炎进一步发展为肝硬化乃至肝癌的人仍然不少，带给家庭的治疗负担仍然很重。虽然我们期待不久的将来出现杀灭乙肝病毒的药物以实现临床治愈，但现阶段，乙型病毒性肝炎的防治任务依旧艰巨，对防治乙肝病毒的科普宣教仍然需要不断加强。

（1）中医对病毒性肝炎的认识

病毒性肝病在古代也是存在的。中医对病毒性肝病的认知是在当时的历史条件下，没有形成病毒的概念时，按照人体感染病毒之后身体出现的证候进行事实概括。然而如果从"知彼知己，百战不殆"的角度讲，不了解病毒，对付病毒就会束手无策。

我们应该认识到，只从人体反应的表观证候学来认知人体感染病毒产生的疾病现象，是有不足之处的。比如对乙型病毒性肝炎来说，针对病毒本身进行的药物研究，其给慢性乙型病毒性肝炎患者带来的益处是值得肯定的，核苷类似物和干扰素的使用，确实对病毒本身有较强的抑制作用，然而目前尚没有证据表明中药能够达到类似的效果，因而不能取代这来抗病毒药物的使用。所以当慢性乙型病毒性肝炎感染者达到抗病毒治疗的标准时，我们也应该从中西医结合的思路出发进行有利于患者的治疗，既不能妄自尊大，也不需妄自菲薄。

当然，中医的这种认识和治疗方法，也有其值得肯定和需要加以应用的方面。尽管医学在病毒学认知方面取得了长足进步，但人类目前对很多的病毒仍然没有太多有效的办法，在明确有效对付病毒的药物出现之前，充分利用中医药对人体免疫的正向调整，通过免疫功能的优化来对付威胁人们健康的病毒，不失为一种权宜之计，而事实是很多情况下，这种思路也取得了很好的临床效果。我们如果能够更进一步地阐明其疗效的机制原理，那就更有利于这种处置方法的优化和应用，实际上也是中医药在抗病毒领域的"守正创新"。

对于病毒性肝炎的防治，中医对人体的整体观认知中，有很多西医可以参考的内容。比如中医扶正与祛邪的对立统一的认知。中医的"扶正"，在现代理解就是增强人体正向的有利于抗病保持健康的功能，其中就包括了人体的"免疫功能"。在病毒性肝病的防治中，如果能够充分利用中医对扶正的科学认知，从饮食、运动、作息多个角度来调节人体，使人体包括免疫功能在内的多项功能保持良好状态，对病毒性肝病的防治必然是有益的。

（2）病毒性肝病的中医养生方法

对于病毒性肝炎这类传染病，现代医学主要是三个方面来防治：控制传染源、切断传播途径、保护易感人群。

病毒性肝病的中医养生也需要遵循上述三个途径。实际上，我们也应该以"守正创新"的态度来思考，中医哪些养生防病理念在病毒性肝炎的防治中是可以参考的，哪些又是需要改进的。比如对待乙型病毒性肝炎传染源的控制，由于古代历史条件下并没有对肝炎病毒的认知，而且像乙型病毒性肝炎也不容易在早期发现其具有传染性，因而从中医古籍和经验中，无法寻找其控制传染源和切断传播途径的记载，而中医增强体质以防病的理念，可以认为与病毒性肝炎的防治中"保护易感人群"相一致，也就是说，中医独具特色的增强机体各项功能以保证人体"免疫功能"充分发挥的养生方法，都可以应用于这个环节。

由于五型病毒性肝炎中，丁型病毒性肝炎相对少见，对于甲型、戊型病毒性肝炎，经治疗后得以痊愈，按照常规的中医养生方法防病即可；丙型病毒性肝炎随着小分子药物的问世，该型的病毒已经能够解决，因此针对性养生方法主要是对乙型肝炎、肝硬化及其并发症的诊治。

以乙型病毒性肝炎为例，病毒性肝病的中医养生，第一重要的就是做好预防，中医自古对传染病就以"避其毒气"为基本方法，所以从已知的传播途径方面，切断传染源（乙肝感染者）的传播是首要的，乙肝疫苗的注射预防是最基本的，婴儿出生后的免疫球蛋白联合疫苗的方案被证明是可靠的，这种免疫学的思想理念中医学自古就是认可的（比如我国古代就通过"人痘"接种预防天花），我们完全可以遵从。

病毒性肝病肝硬化代偿期、失代偿期甚至发生肝癌时，需要根据不同病程阶段进行针对性养生，共性的方案与其他疾病是一致的，需要注意的不同之处在于，目前乙型病毒性肝炎按照中医理念属于病因尚不能完全祛除的疾病，如果患者未达到抗病毒治疗的标准而没有进行抗病毒治疗时，常被认为身体处于"免疫耐受"状态，这种状态通俗比喻，就是人体与乙型肝炎病毒属于和平共处阶段。这个阶段尽管体内尤其是肝脏有乙肝病毒存在，但是机体免疫系统没有对其进行攻击，因而也没有出现攻击过程中伤及无辜（肝细胞）的情况，所以保持定期复查就可以了。不过随着近些年研究的深入，发现最困难的是如何肯定身体就是出于这种"免疫耐受"的和平共处状态，由于不是每名患者都能够通过"肝脏穿刺病理活检"进行更精确的判断，所以有一部分患者是不是被误判了，这是目前临床非常关注的问题。因为如果人体的免疫和乙肝病毒的对抗状态不是明显地以肝功能异常的形式体现，而是以"小打小闹"的炎症状态存在，那么发生肝癌的风险就会大很多，所以对于没有达到抗病毒治疗的患者，也要时刻保持警惕性，即规律地定期复查，把这个做好了，其实也是一种养生。

对于确实处于"免疫耐受"状态的乙肝患者，我们保持这种平衡的状态就非常重要。中医认为要保持人体整体状态的平衡，就需要达到"阴平阳秘"的状态，简单来说，任何干扰人体阴阳失衡的状态就要有意识地去避免，总的原则就是"无使过之，伤其正也"。在平时服用药食同源的食物或者保健品时，我们要认识到，有些被现代研究确认能够"提高免疫力"的，我们就要谨慎使用，因为对于保持"免疫耐受"的特殊平衡状态来说，免疫力的提高从理论上来说不一定是对人体有利的。

乙型病毒性肝炎导致肝硬化进而发生肝癌，被称为"乙肝三部曲"，三部曲的推进，重要的基础就是免疫与病毒的对抗产生的反复炎症，所以说抗病毒治疗是乙肝治疗的基石，那么把这个不利的炎症反应控制到最轻状态以减缓病情的进展就是防病养生。由此就很好理解，任何在这个过程中容易影响肝脏代谢、刺激炎症反应的方式，都应该被避免，如饮食不当、熬夜、饮酒、过度疲劳、滥用保健品等，以这个为出发点，就能更细致地进行病毒性肝病的养生。

## 2．酒精性肝病中医养生及其原理解析

对于酒，人们是爱恨交加，它已经不仅仅是一种饮料，更成为中国人的社交中一个不可缺少的媒介。中国式饮酒的特点是"主动"与"被动"交替存在，有时"被劝酒"的情况甚至更多一些。近来柳叶刀杂志发表的一项研究表明了酒精与癌症之间的关联，认为只要饮用了酒精，就增加一份罹患癌症的风险，这让常饮酒的人群更加无所适从。

先不说饮酒会增加癌症发生的风险，单说酒精对肝脏的影响，就足以引起我们的警惕。临床上，饮酒导致的最常见的疾病就是酒精性肝病。酒精性肝病通常是指由于长期大量饮酒导致的肝脏疾病，注意这个定义中有"长期""大量"的限定，根据饮酒时间、饮酒量的多少以及个人对酒精耐受程度的差异，有人影响比较轻，仅仅表现为脂肪肝，有些影响比较大的，就可能会进展为肝纤维化、肝硬化、肝癌等。随着我国经济的发展及人民生活水平的提高，大众饮酒呈现上升态势，随之而来是酒精性肝病的发病率越来越高，已出现逐渐取代病毒性肝病的态势，成为威胁人们生命健康的严重问题，所以对于酒精性肝病的防治以及健康宣教的普及是需要与时俱进地进行加强的。

（1）中医对酒及酒精性肝病的认识

中医自古将酒作为一种药物来认知的，在很多的中药方中就包括酒。中医对酒的理论归类，认为其属于"水谷之精，熟

谷之液""湿热之品""其性热，其气悍，无所不至，畅和诸经，善助药力。少饮，和血益气，壮神御寒，辟邪逐秽"，人在饮酒后会出现"卫气先行皮肤，先充络脉，络脉先盛，故卫气已平，营气乃满，而经脉大盛"的变化。《伤寒论》《金匮要略》有24方用到酒，如"炙甘草汤""当归四逆加吴茱萸生姜汤"。

　　酒被认为是具有"湿热"性质，那么长期、大量饮酒所引起的酒精性肝病，根据病因可以归属于中医"伤酒""酒癖"范畴，根据症候学可以归属于中医"酒鼓""酒疸"范畴。其病机过程常常为酒中之"湿热"困脾，进而土壅木郁，久而成痰成瘀，成为癥瘕积聚，之后变证丛生，可有血证、水肿，进而可出现"急黄神昏"等危重症候，这些过程都能够与酒精性肝病不同类型如酒精性脂肪肝、酒精性肝硬化代偿期、酒精性肝硬化失代偿期，酒精性肝病合并消化道出血、腹水、肝性脑病、黄疸等进行对应。从中医体质学的角度来讲，长期饮酒导致的酒精性肝病，肝脏形成不可逆转的肝硬化后，其机体的代谢模式和整体特点会呈现相对稳定的状态。通过对酒精性肝病中医体质的分析发现，酒精性肝病湿热体质者较多，血瘀体质也占有一定的比例，这为酒精性肝病的疾病治疗提供了方向。

　　除了长期、大量饮酒，有几种情况饮酒也需要注意其对人体的不利影响。如服药的过程中饮酒，越来越多的人通过健康科普的宣传知道了服用头孢类抗生素后饮酒对身体会产生危害，实际上，服用任何药物时，都是不提倡饮酒的，因为药物和酒精都要经过肝脏代谢，服药期间饮酒，一定会加重肝脏负担，对身体必然产生或轻或重的危害；此外，避免情绪不佳时饮酒，俗称"喝闷酒"。古话"借酒浇愁愁更愁"，人在情绪不佳时，神经系统的许多刺激可能引起内分泌腺分泌的改变，肝脏作为身体的消化腺，其代谢机能也会受到影响，这是从神经-内分泌相关的机制来解释不良情绪对肝脏的危害，此时饮酒，对肝脏的损伤必然是双重的，如果由此形成酗酒的习惯，对身体的危害更是雪上加霜；此外，尤其要注意慎用药酒，药酒是中医的一种治疗办法，较多地用于"风湿"类疾病，有其严格的适用范围，人们自己进行自酿酒并炮制药酒，常常不仅不能养生，反而经常导致肝损伤、肾损伤，最终得不偿失，所以对自酿酒、药酒，要保持高度警惕的态度。

（2）酒精性肝病中医养生方法

不管是哪一类型何种程度的酒精性肝病，其养生防病最基本的一条就是必须马上戒酒，这一点没有半点商量余地，在此基础上，再根据不同情况进行针对性的养生。

长期饮酒的人，大约有90%左右会发生酒精性脂肪肝，酒精性脂肪肝虽然也属于酒精性肝病，但是比较轻微，有的人没有任何感觉，有的人可以出现类似腹胀、乏力、肝区不适等症状，但是从临床化验检查看，肝功能正常，腹部B超有脂肪肝表现，其他均正常，这个时候先要戒酒，然后采取饮食、作息、运动调整来进行干预，相对容易恢复正常。

饮食方面，因为酒精性脂肪肝的成因主要是因为摄入了酒精这种"湿热"之品形成的，身体体质特点以湿热为核心，所以从中医养生的角度，凡是可以加重"湿热"的食品，就应该减少摄入，比如煎炸烧烤，各类炒制食品如花生、瓜子，水果如荔枝、桂圆等；作息方面，按照作息养生的正常规律进行即可。

运动养生方面，参照脂肪肝每周250分钟左右的有氧运动，结合中医运动认知，认为体内有"湿热"的人群，应该适当多出汗，通过这种方式加强体内"湿热"的排除，所以有些运动方式，如游泳过程中如果水温较低不利于出汗，那么就需要谨慎，有些户外运动如爬山过程中，遇到多风天气，容易出现"汗出当风"，导致"玄府闭塞"，也应该尽量注意。总之，保证运动中的适量汗出，是有益于祛除酒精性脂肪肝患者体内"湿热"的。

如果一段时间后症状没有减轻，可以根据中医辨证论治进行方药调治，经过一段时间调治，症状能够减轻，就可以防止进一步发展。如在此时没有引起重视，仍然按照原来的饮酒习惯继续下去，就有一部分人的情况会加重。从医学科研统计看，上述酒精性脂肪肝的人，30%左右会继续加重，可以出现酒精性肝纤维化、酒精性肝硬化，甚至小部分人还可以出现肿瘤，这时患者的肝功能可以出现异常，可以出现诸多肝硬化特有的症状、体征，如黄疸、水肿等，这时候就需要根据酒精性肝病的诊疗指南和专家共识进行规范化的治疗，在此基础上进行针对性的中医养生。具体来说，在饮食、作息、运动要求方面，按照酒精性肝病湿热为主的体质特点进行加强护理，如容易助湿、生热的食品控制得更为严格。其中饮食方面需要注意的是：由于酒精性肝硬化代偿期或失代偿期容易出现各种"虚证"，如乏力、出汗等，患者及家属容易在饮食方面进行"滋补"，而实际上此时患者的消化功能减弱，吃进去的过多的营养不仅不能充分吸收，反而会增加胃肠负担，这个时候的中医饮食养生，要遵循一个原则，防止"饮食自倍，肠胃乃伤"，就是说要根据自己的食欲和消化能力，不能因为有"虚证"，就盲目滋补，这不仅会形成消化负担，还有可能导致代谢紊乱，如血氨增加引起肝性脑病。作息方面，要多休息，以实现"人卧则血归于肝"，更好地帮助机体实现"肝藏血"的功能；运动方面，要强度适中，以不产生疲劳的运动方式，如散步、八段锦等轻体力运动为主。

关于酒精性肝病的养生，实际上是在肝病整体养生的基础上加上中医对酒精以及酒精对人体造成危害的特点出发，补充了一些针对酒精性肝病的特点进行的，其他方面具体细节参照肝病的整体论述结合进行。

### 3. 自身免疫性肝病中医养生及其原理解析

自身免疫性肝病是一类比较特殊的慢性肝病。打个比喻来说，自身免疫性肝病就是自身内部出现了问题，不像病毒性肝炎、酒精性肝病、药物性肝病有外界因素的干预，而是人体自身的免疫系统失去平衡，"自己人不认识自己人"，是自身免疫系统对肝脏为代表的腺体进行攻击造成的一类疾病。

自身免疫性肝病主要与机体免疫功能紊乱有关，但是什么原因导致的机体免疫功能紊乱，目前还没有确定的证据，也就是说能够引起人体免疫功能紊乱的一些因素，比如各种理化因素（装修污染、食品问题）、各种感染（包括细菌、病毒等）、机体自身的因素，都有可能是自身免疫性肝病的诱发因素。

（1）中医对自身免疫性肝病的认识

对待一些现代发现其病因病机的疾病，如一些遗传性疾病、免疫相关性疾病等，我们总在试图寻找中医药的哪些论述和防治方法、养生理念能够与之相对应，多数时候这种对应是很难精确的。因为相同的疾病可以出现完全不同的症状表现，而不同的疾病又可能出现相同的症状表现，这就造成了同一个西医诊断的疾病。比如肝硬化，中医可能因为牙龈出血诊断为"血证"范畴，也可能因为肝硬化消化不良常常出现腹泻而诊断为"泄泻"范畴。同样的，高血压病导致的头痛和肝硬化失代偿期高氨血症导致的头痛，中医诊断都可能根据症候诊断为"头痛"范畴。

如果这么看，似乎中医的诊断与西医诊断很难对应，实际上，中医根据临床主要症候进行了诊断之后，还会根据具体情况的不同进行辨证分型，而这种辨证分型又常常是对现代医学诊断的回归。比如上述肝硬化出现的腹泻与胃肠炎出现的腹泻，虽然中医都可以诊断为"泄泻"，但肝硬化出现的腹泻的病理机制更接近中医"肝郁脾虚"的证型，胃肠炎出现的"腹泻"更接近于中医"脾胃湿热"的证型，这种根据主要症候命名的以患者主诉为中心，再根据具体情况进行个体化辨证的诊疗模式，恰恰能够作为现代医学以病理机制为核心进行诊断、以临床表现和个体差异作为诊断后分类的诊疗模式的补充，这种补充是必要的、有益的，并且能在临床实践中更好地实现治疗效果。

而中医强调的"同病异治""异病同治"是其临床优势和特

色的体现。我们先从中医内部出发去理解"同病异治""异病同治"，对于"同病异治"来说，一个中医病名诊断之下的不同分型应该进行不同的治疗，而不同中医病名如果出现相同的辨证分型，则应采取同样的治疗原则。在中医自身的理论体系下，本也算不上特色和优势，但结合现代医学的基于生理病理机制的诊断，才彰显出中医的独特视角及其临床价值，也为现代医学的诊疗提供了可以借鉴的思路。

再回到自身免疫性肝病，患者常出现乏力、食欲下降、腹泻、肝区不适等，中医可以诊断为"泄泻"，而辨证分型为"肝郁脾虚"，按照这个思路治疗，尽管不能根除这些症候，但是能够得到一定程度的缓解，这是中医治疗的独到之处。

（2）自身免疫性肝病中医养生方法

自身免疫性肝病除了乏力、腹胀等共有的临床表现外，因为其不同类型也会有更加细化的临床特征。中医自身免疫性肝病的养生可以根据这些症候特点进行。

如乏力，中医讲"肝为罢极之本"，"罢"通"疲"，是指"肝"为疲劳的根本，意思是疲劳感的产生跟中医的"肝"关系密切。那么肝病的乏力就应该更多给予体力方面的照顾，而同现代医学一致的是，肝病的疲乏与机体产生的"乳酸"从肝脏代谢减慢的角度能够得到解释，而自身免疫性肝病因为有免疫问题的存在，有可能会导致疲乏感更为明显，临床上自身免疫性肝病的患者疲乏感也确实更明显更常见，所以同样条件下，自身免疫性肝病患者的运动方式与运动时间应该略微缩短。

对于自身免疫性肝病的三种不同分型，也可以根据其独特特点进行针对性养生。

其中自身免疫性肝炎的病变部位以肝细胞为主，中年女性发病率高一些，实验室检查有一定的特征：如血清免疫球蛋白IgG（或 $\gamma$-球蛋白）水平显著升高（＞20g/L）；免疫指标方面包括血清抗核抗体、抗平滑肌抗体、抗肝肾微粒体Ⅰ型抗体或抗肝细胞胞质Ⅰ型抗体等自身抗体都可以表现为阳性。在临床表观证候学方面，常见自身免疫性肝病的共同症候如乏力、腹胀、消化不良。中医养生有更多的特殊之处，如对于自身免疫性肝病患者感冒的预防需要更为关注，因为感冒可能会引起自身免疫的调节失衡而加剧肝病；另外对于过敏性物质也要多加留意，进行过敏原的总结，以减少机体因为过敏导致免疫干扰。而对于原发性胆汁性胆管炎（PBC），其临床除了自身免疫性肝病的共有表现外，更容易出现眼睛内眦部黄色瘤、皮肤瘙痒等表现。对于黄色瘤，中医认为其属于"痰浊内生"的外在表现，那么养生方面要注意减少容易增加体内痰浊的食物如各种"肥甘厚腻之品"，也就是脂类、糖类、高热量等增加肝脏代谢负担的食品。对于皮肤瘙痒，中医理论认为"痒为泄风"，认为皮肤瘙痒是因为"风邪"所致，有相对应的治疗方法。而现代医学认为原发性胆汁性胆管炎的瘙痒是因为胆盐沉积刺激神经末梢所致，但是也存在许多疑问，比如同样是胆红素很高，患者的瘙痒程度明显不同，所以瘙痒除了胆红素代谢的原因外，也可能存在其他的代谢因素和机制。在不了解明确机制的情况下，中医对待瘙痒的治疗可以借鉴，对于日常生活中的饮食等禁忌也可以参考。如中医认为饮食中容易"动风"的食物，如猪头肉、洋葱等中医认为属于火热之性，有升发作用，容易导致瘙痒的加重，应该注意避免，其现代的原理也好理解，一些高脂肪、高热量的食物，可能会增加肝脏代谢负担，肝脏的功能进一步受到不利影响可能导致胆红素进一步升高，自然可能加重瘙痒的症状。

另外，对于原发性胆汁性胆管炎，一些患者同时合并有溃疡性结肠炎，相对前两种自身免疫性肝病，更容易出现腹泻、腹胀症状，严重时可能出现肠道出血。对于此类型自身免疫性肝病，饮食的控制就要非常严格，任何可能刺激肠道的食物都要予以注意，此时按照中医养生，注意饮食保持适当清淡是有益的。同时由于其肠道症状明显，可按照溃疡性结肠炎的中医辨证分型，在病情明显时给予中药治疗，消化道症状较轻时，可予以中医食疗的办法，比如经常多吃一些山药、薏苡仁、藕粉之类的食品，对于缓解溃疡性结肠炎的症状是有益的。

对于自身免疫性肝病的不同类型兼夹的重叠综合征，就按照上述每一型的方法综合起来灵活调整即可，在西医治疗的基础上，加上上述中医治疗以及贯穿日常生活细节的养生理念和方法，就会更有利于自身免疫性肝病的防治。

## 4．药物性肝病中医养生及其原理解析

"凡药三分毒"，这是人们流传已久对药物不利方面的简单认知，作为任何一个药物，如果有明确的治疗作用，那么从理论上就会造成人体的损害。因为药物的代谢主要器官是肝脏和肾脏，所以常见的机体的损害就是肝损害或者肾损害。药物的

肾脏损伤人们有所了解，人们经常听说某人吃药吃成肾衰竭了，而对于药物性肝损伤以及肝衰竭的了解程度要少一些，这里主要谈一谈药物性肝病中医养生及其原理。

（1）药物性肝病认识误区与中医认知

药物性肝病，自然罪魁祸首是药物，但是药物的肝损害是什么造成的呢？可能第一个进入人们脑海的概念就是药物的副作用。对于副作用的理解，现代药学基本都在说明书中有明确的描述，人们为了治疗疾病，尽管明确了解了药物的副作用，但是权衡利弊，还是会选择为了治疗作用而承担一些副作用的风险。副作用有时候只是表现为身体的不适，有时候表现为轻度的化验指标的异常，严重的也有可能形成机体的损伤，所以，副作用的确是导致肝损害的原因之一。但是还存在更多的复杂情况，如一些药物，大多数人服用了以后没有出现副作用，极少数人出现肝损害甚至严重到肝衰竭，这里的原因是多方面的，目前常见的除了药物的毒副作用外，还跟服药个体的年龄、性别、基因和家族遗传、所有服用药物间相互作用、患者所患有的基础肝脏疾病和其他疾病等有关。尽管根据上述原因非常自信地认为某个药物性肝病的患者的肝损害是吃药造成的，但如果没有肝脏穿刺的结果，诊断只能是排除性诊断。所以目前在临床上，药物性肝病的诊断是排除性的，仍旧需要进一步研究药物性肝病以得到更精准确切的证据。

有人认为中药没有或者很少有毒副作用，但其实中药也是"凡药三分毒"的，错误地使用中医药，也会带来人体损伤。中医对药物性肝病的认知，是根据临床症候来判断的。在中医学中，由于该类损害没有精确地定位到现代医学的肝脏和肾脏等具体的脏器，所以也没有"药物性肝病"的病名对应。但是中医对药物性肝病，有其相对独特的认知，其中最重要的就是"有故无殒，亦无殒也"的药物毒副作用认知，这句话是从《黄帝内经》中来的，它的本意是妇女在怀孕的状态下，罹患了某些疾病如癥瘕的时候，是可以用一些攻伐的药物的，这个时候，药物的作用主要是针对疾病所在之处，对人体的正常孕育功能，是没有坏处的。这种认知，后来拓展到泛指疾病状态下应用攻伐祛邪药物，只要人体有病邪存在，用药的时候，就会"有病者，病受之"，进而拓展到如果人体没有疾病，乱用药物，就会出现"无病者，人受之"，这个理念得到了现代实验的证实。

随着中医学的发展，人们对药物对人的治疗作用的认识不断深入，中医还有"人参杀人无过，大黄救人无功"的论述，意思是，人参作为一种补益类中药，人们往往认为它不会或者极少可能出现副作用，而大黄作为一个非常常用的攻邪药物，人们就会认为它是极有可能损伤人体正气产生很多副作用的。所以结果就是，即使错误使用人参对人体产生损害，人们也不会认为是人参的原因，而大黄即使治好了很多需要攻邪的疾病，人们也会因为忌惮它可能的副作用而将对它的疗效评价打一些折扣。中医对人们对待人参、大黄毒副作用的认知误区进行的批评，恰恰反映了中医对药物毒副作用的评价的客观合理性。随着人们对药物性肝病研究的深入，中草药造成的肝损害也越来越被人们认识。解放军总医院第五医学中心发布的《中草药肝损伤指南》为诊断和防治中药造成的肝损害提供了重要参考。

（2）药物性肝病中医养生方法

人们生活水平和养生意识不断提高，在解决温饱之后，就会特别关注如何通过各种方式增进健康，除了饮食、运动、作息的方式外，中国人最为热衷的就是喜欢依靠各种保健品或者药食同源之品来服用以进行养生。这个理念没有问题，有问题的是人们往往错误地使用了保健品或者自认为是药食同源的中药。从药物性肝病的预防角度讲，首要的是进行此类认识的健康宣教，大家要认识到自行滥用药物或者保健品的风险，有健康需求一定要到专业的医生那里进行系统的人体状态分析，充分认识到"凡药三分毒""人参杀人无过" 的深刻含义，养生就不会盲目地进行。

药物性肝病患者进行中医养生，要遵循中医"避其毒气"的基本要求，也就是说，如果已经发现某种药物或者环境毒物对肝脏有明显的毒副作用，首要的事情就是避免再次进行接触。比如临床上经常发现有服用"土三七"造成肝窦阻塞综合征（SOS）的患者，严重的甚至出现肝衰竭导致死亡。对待此类情况，除了临床明确诊断和救治，还有告诫人们在之后的生活中要高度重视避免接触此类物品，预防进一步药物性肝损害。

对于药物性肝病已经出现肝硬化的患者，其常规的养生保健同肝硬化的养生方式一样，只是在进行中西医结合治疗和辅助的养生保健中，要重点关注和强调在使用药物时要慎之又慎。同时在日常保健中，如果有一些对药食同源的食物的疑问，一定注意同医生进行沟通，将可能存在促进药物性肝病发展的药物风险降到最低，同时定期检查以明确判断其药物性肝病的进展状态，才能更有助于药物性肝病防治。

## 5．非酒精性脂肪性肝病中医养生及其原理解析

非酒精性脂肪性肝病大家听起来会觉得陌生，人们常常认为喝酒吃肉会容易引起脂肪肝，从非酒精性这个定语大家会猜测，是不是就是不喝酒引起的脂肪肝呢？简单说，非酒精性脂肪肝的人群确实是不喝酒或饮酒量非常少达不到导致脂肪肝的程度的，随着生活水平的提高，这类人群越来越多，在我国，以上海的数据为例，普通人非酒精性脂肪肝的患病率达到了30%～35%，也就是说，三个人中，就有一个非酒精性脂肪肝。

从病名看，既然脂肪肝不是喝酒导致的，那么肯定是从饮食来的，事实也确实如此，如果只是脂肪肝倒也不可怕，可怕的是，非酒精性脂肪肝会继续发展变化，导致非酒精性脂肪性肝炎、肝硬化甚至肝癌。大家可能觉得，既然是吃出来的肝病，那么管住嘴不就可以了，事实上，这个类型的肝病并不是这么简单。

从医学对非酒精性脂肪肝研究的不断深入，对该病产生的机制也认识得越来越深入。现在发现该病跟机体的代谢功能，包括糖、脂类的代谢功能的紊乱密切相关，这种涉及多种人体营养代谢功能紊乱导致机体疾病的状态，称为代谢综合征。代谢综合征的可怕之处在于，它跟诸多心血管疾病、糖尿病、恶性肿瘤都有密切关系，所以说，非酒精性脂肪肝病不只是肝病一种，它涉及的是以肝脏代谢为主的多种威胁健康

的疾病。

（1）中医对非酒精性脂肪肝的认识

从非酒精性脂肪肝的病因看，是由于具有代谢问题的遗传易感性个体，出现饮食等其他的一些伤肝因素，导致脂肪过度沉积在肝细胞内导致的。从其常见的体重指数特点和饮食特征，结合中医的望闻问切四诊分析，非酒精性脂肪肝病的中医病机核心是"痰湿内蕴"，该类型的肝病患者体质多属于痰湿体质。

既然痰湿是核心，那么就是机体存在"湿"的代谢问题，要么来源过多，要么去路不够，要么中间运转障碍。来源过多，很好理解，就是过食"肥甘厚腻"之品，也就是现代认为的高脂肪、高糖、高盐、高热量的食品。近 30 年吃的东西越来越丰富，人们从吃饱到吃得越来越有营养。但人们在健康营养、科学饮食方面的意识和行动还很懵懂，所以从源头上预防非酒精性脂肪肝的任务还很艰巨。

从"湿"的去路不够的角度讲，就是人体对糖类、脂类等产生的热量的消耗不够。在欧美国家，人们更早开始关注每天摄入的热量与消耗的热量之间的平衡，现在我们可以发现，我们使用的各种食品上，越来越多地标注了每百克产生的热量是多少，实际上就是给我们提示，如果摄入相当量热量的食物，减去正常人每天需要的热量，剩下不能被机体有效利用的过剩营养物质，就可能变成脂肪等在身体储存起来，这也属于中医"湿"的范畴，就应该被人体清除出去，而"祛湿"最好的办法就是通过运动消耗热量，以出汗的形式代谢出去。这两方面大家好理解，如果有一定的毅力，也都能够做到。

比较难的是中间环节，就是如何改善机体自身对"湿"的代谢能力，具体从营养物质来分析，就是加强人体对糖类、脂类等的代谢能力。如果是遗传代谢相关的，比如胰岛素抵抗导致糖类代谢异常，多是由于遗传造成的，如果要改善这个能力，一般得依靠药物辅助，比如胰岛素增敏剂，同样的，脂类代谢问题就得使用加强脂代谢的药物等。中医将代谢过程概括为"饮入于胃，游溢精气，上输于脾，脾气散精，上归于肺，通调水道，下输膀胱，水精四布，五经并行。"这个过程就是人体"湿"代谢的过程，这个过程涉及"肺""脾""肾"三脏以及"三焦"的功能正常运转，这些脏腑功能运转失常，实际就属于上述的糖类、脂类代谢的异常，多余的热量以脂肪的形式堆积在人体内，就成为"湿"，湿邪日久加重，就会形成"痰湿"，痰湿时间长了，气血运行机能受到影响，久而久之，就会形成"瘀血"，此时中医称为"痰瘀互结"，这也是对代谢综合征导致心血管问题的中医概括。

（2）非酒精性脂肪肝的中医养生方法

通过上述非酒精性脂肪肝病的中西医互释的理解，中医养生也会从三方面入手。

从"痰湿"形成来源的角度讲，中医养生就得注意减少"肥甘厚腻"的摄入，这里也会有很多认识上的误区，比如一提到减少"肥甘厚腻"，大家就想到了吃素，这个问题在肝病饮食养生里面有详细论述。简而言之，要做到饮食均衡，做到"谷肉果菜、食尽养之"，不要偏执地通过极端饮食来控制糖类、脂类的摄入，就能够减少"湿"的来源。

从增加"痰湿"的去路进行中医养生，就是通过各种方式的运动来排"湿"。中医里，"汗""吐""下"三法常用来祛除人体湿邪，"吐"法现在不容易为大家接受，也不是常用方法；"下"法通常是通过药物或者药食同源食物来实现，上述两种方法都不是通过运动来实现。"汗"是排泄人体"湿"邪的常见途径，通过运动，"动而生阳"人体"气血流通"，实现了生理的"阳加之阴谓之汗"，由内而外地祛除"湿"邪，对人体最为有利，需要注意的是"勿使过之，伤其正也"，就是不要出太多汗，达到"遍身漐漐，微似有汗"就可以了。

实际上，运动汗出加强"排湿"，也是通过多个作用机制实现的，运动本身可以改善人体的循环功能、呼吸功能、消化机能，比如循环功能的改善可以加强人体静脉回流，带来的结果是一些轻度水肿或水钠潴留被中医认为"湿邪导致人身体困重"的证候的减轻；呼吸功能的改善可以减轻中医认为的"湿邪困郁胸中导致胸闷"症状；消化机能的增强可以减轻中医认为"湿邪困脾导致腹胀"的症状。所以运动祛湿，改善"湿邪内生"导致的非酒精性脂肪肝的机制原理，都可以从上述类似机制得到阐释。

再说非酒精性脂肪肝中医养生的中间环节，就是加强身体对"湿"的运化功能。中医认为"湿"的运化代谢与"肺""脾""肾""三焦"等脏腑功能密切相关，所以养生的时候，从总体方面讲，就是要防治"肺""脾""肾""三焦"等脏腑水液代谢功能的减弱，任何针对上述脏腑的养生措施都可以使人体对"湿"的代谢保持一个正常状态。具体来说，除了中医根据个体具体状态进行个体化的辨证论治开具针对性处方加强"湿"的运化外，中医的"茯苓""薏苡仁""山药""陈皮""荷叶"等等药食同源的食品，都可以让患者在日常生活中增多食用，有助于机体对"湿"的运化。而现代药理学都证明了上述药食同源之品可改善机体"糖""脂"代谢。

非酒精性脂肪肝涉及的影响因素较多，但是通过来源、去路、中间环节的中西医综合整治，必定能得到更好的控制。


# 五、肝病不同阶段的养生

## 1. 肝炎阶段的养生及其原理解析

慢性肝病是个漫长的过程，一般根据肝脏的病理改变可以分为肝炎、肝纤维化、肝硬化阶段，而肝癌和肝衰竭可以在这三个过程中发生。作为慢性肝病的起始阶段，控制其发展尤为重要。

现代医学根据病因来控制肝脏的炎症，如酒精性肝病在早期的脂肪肝阶段最重要就是祛除病因，也就是戒酒；病毒性肝炎比如乙型、丙型肝炎就是按照指南要求进行抗病毒治疗以从病因学角度减少肝脏炎症反应。做到这些病因祛除或者抑制措施，其进展就能够得到明确的控制。

（1）肝炎阶段的中医认识

中医没有"肝炎"一词，临床自然还是要根据症候表现来认知。这里有一些需要说明的是，有些肝病在肝炎阶段可以从证候学角度进行中医诊断，但是肝脏作为"沉默的器官"，确实有部分肝病只是在实验室检查时发现肝功能异常，而询问患者时表示没有任何不适症状，甚至从中医四诊望闻问切也没有能够明确指向中医诊断的信息，比如乙肝中的病毒携带者，这种情况可能更为常见。此时就需要重新对此类情况进行深入思考。

如何划分哪些诊疗是中医的，哪些诊疗是西医的？这个问题甚至关乎中医的"守正创新"问题。如果将现代医学借助自然科学技术的进展而发展的所有实验检查、西药、手术手段都定义为西医，只有传统的望闻问切才是中医，那么中医的诊疗谈何"创新"？从"守正创新"的角度讲，中医的望闻问切四诊，也应该随着科技的发展拓展其内容，实际上，中医前辈也一直在此方面进行努力，"微观辨证"概念的提出就是中医四诊在面对现代实验检查信息时应有的态度。比如把胃镜检查的图像当作望诊的延伸，就是拓展中医四诊的例子。

所以，在应用现代科技进行诊疗方面，不需要将中西医划界形成鸿沟，二者完全可以对检查结果进行沟通互释，形成更为全面的肝病认知。比如乙肝携带者，患者没有任何临床症状，中医四诊也常没有特异性诊断信息，但是从体内存在乙肝病毒这个检验学事实，从中医的角度就应该理解为体内有"邪气"，更进一步地，我们还可以将这种"邪气"与中医温病学的"伏气学说"的理念进行对接，"伏气学说"的形成主要是因为在温病治疗过程中发现一些温病的发病与新感温病特点不同而总结概括出的新的理论，在中医理论系统内能够逻辑自洽且根据其学说理论可以产生更好的临床疗效，于是逐渐被接受。

虽然"伏气学说"也有认识上的不完全统一，但其总的原则是认为人体感受病邪，没有当时发作，遇到外界气候变化或人体气血阴阳的失调，可以骤然发作而成温病。这个病因病机的认识虽然不完全等同，但与慢性乙型肝炎病毒在体内存在，遇到人体免疫状态的改变等条件，可以导致肝病明显进展等临床事实有契合的地方，完全可以从这个认识来理解中医将检验指标认知作为诊断人体"感受外邪"的信息学证据，从"伏气学说"感而复发的中医预防学理论中，去寻找此类情况的养生防病理念和方法。

（2）肝炎阶段中医养生方法

肝炎阶段中医可以分为无症候表现者和有症候表现者。无症候表现者，可以按照中医"伏气学说"来进行防治和养生。"伏气学说"具体的诊疗细节内容对于慢性乙型病毒性肝炎阶段的诊治也可以对接参考，慢性乙型病毒性肝炎阶段属于伏气已经内发，肝脏炎症就属于伏气内发的微观辨证，那么治疗可以参照"苦寒直清里热"的原则进行处方用药，如黄芩、瓜蒌、连翘等药物就可以选用。养生方面，避免摄入增长内热的食品，比如羊肉、狗肉、大枣、肉桂等辛热之品对于已发之"伏气所化之热"是不适宜的。而从现代食物代谢的角度讲，在肝脏炎症过程中，上述高脂、高糖、高热量的食品会加重肝脏的代谢负担，对肝炎的恢复是不利的。

对于另外一些肝病，比如酒精性肝病、药物性肝病、自身免疫性肝病、遗传性肝病的肝炎阶段，可以参照中医邪气性质来进行养生。酒精性肝病的病因是酒精引起的体内湿热内蕴，药物性肝病的病因是药物引起的毒热内聚，自身免疫性肝病的病因较多是体内阴虚之热，遗传性肝病的病因多从胎传之毒的角度理解。从上述的病因学概括的几种肝病的肝炎阶段进行针对性饮食和作息等进行控制调节，就有助于肝炎的恢复。具体可以按照：酒精性肝炎应减少湿热食品的摄入如巧克力、奶油、奶茶、花生、瓜子、煎炸零食等；药物性肝病应避免或谨慎接触药物毒邪如药品、染发剂、油漆、甲醛等；自身免疫性肝病应减少干扰免疫的保健品或食物如黄芪、阿胶、蜂王浆等；遗传性肝病要注意防止肝炎阶段控制不稳定的状态下进行妊娠并同时做好遗传病的生育准备。

总的来说，肝炎阶段的中医养生，能够体现中西医结合的优势。西医治疗各种肝病的指南、共识和规范，与中医诊治肝炎的理法方药并无冲突之处，完全可以加以借鉴并将其作为肝炎防治互相之间的有益完善和补充。如肝炎阶段服用药物后需规律复查，应根据肝炎状态的轻重灵活调整中西药用量，通过中西医各项手段更加完善地评估患者的整体身体状况，并利用好中医贯穿生活细节的防治肝炎进展的理念方法，这些对于肝炎的恢复，是非常有益的。

## 2. 肝硬化代偿期和失代偿期的中医养生及其原理解析

当慢性肝病肝炎阶段继续进展，就会出现肝纤维化，肝纤维继续加重，就会形成肝硬化，在肝炎和肝硬化之间的肝纤维化阶段，没有一个明确的界线。在肝纤维化阶段，一般总体治疗原则就是进行抗炎、抗纤维化治疗，到了肝硬化阶段，又可以分为肝硬化代偿期和肝硬化失代偿期，其防治的侧重点也不一样。

（1）肝硬化代偿期和失代偿期的中医认识

肝硬化代偿期和失代偿期，中医根据症候表现与之建立对应关系。如肝硬化代偿期的患者，少数可以没有明显症状，多数会有疲劳感、食欲减退的表现，肝区可以出现不适，中医常见的辨证有脾虚、肝郁等，根据肝区腹部触诊能触及肝脏质地变硬，可以诊断为"癥瘕""积聚"等，诊疗可以参照这些辨证辨病进行。

以前认为肝硬化是不可逆转的，随着研究的深入，现在认为部分肝硬化是可以逆转的，作为肝硬化进展的病前阶段的"纤维化"，其形成原因也是肝脏在长期的慢性炎症下进行修复导致纤维沉积，最终形成瘢痕结节，所以控制肝脏炎症被认为是有效的基础治疗。现代医学有不少控制肝脏炎症的药物，但是抗纤维化的药物就相对缺乏，此时中医药能够发挥优势和作用。汉代张仲景治疗中医诊断的疾病类型"疟母"，其症候表现就跟肝硬化的表现非常类似，根据治疗疟母的经典方剂"鳖甲煎丸"

创制的中成药品种已被用于肝硬化代偿期的治疗并取得明确的疗效。

肝硬化失代偿期会出现典型的肝病面容（面色黧黑），食欲明显减退，常伴随明显的腹胀，甚至有腹水，这些症候中医辨证属于"脾虚湿盛"，治疗常常采取温阳利水的治法。如果腹水产生感染，产生发热证候，常常按照"水热互结"来辨证论治。肝硬化失代偿期会因为凝血功能障碍导致出血，出血形式可以是牙龈出血、皮肤紫癜等少量出血，也可能出现吐血、咳血等比较严重的大量出血，出血过多过久又会导致贫血，中医辨证属于"血证""吐血"，中医会进行止血的对应治疗。另外肝脏血氨等物质代谢障碍时，有可能出现肝性脑病，中医认为属于"阳明谵语"等证，治疗方法常常采取"通腑泻热，醒脑开窍"的办法。中医对上述失代偿期常见并发症的诊治，在现代医学条件下，我们要客观对待，比如腹水的治疗，现代有放腹水、腹水超滤等手段；消化道出血的治疗，有胃镜套扎、硬化剂治疗等；肝性脑病有门冬氨酸鸟氨酸等快速降低血氨的方法，此时的中医治疗方法，就得有所取舍，以快速抢救生命、降低病死率为首要任务，取长补短，该上西医的上西医，该用中医时用中医，不用固执一端。

（2）肝硬化代偿期与失代偿期中医养生方法

肝硬化代偿期与失代偿期中医养生根据中医对症候学、人体体质、西医病理综合进行考虑进行。虽然肝硬化目前被认为是有可能逆转的，但多数还是处于慢性进展过程，所以中医养生的重点是保持现状、防治进展，在此基本目标实现的情况下再追求逆转的可能。有了这个基本认识，对待肝硬化出现的"脾虚"，就不似肝炎阶段随着炎症的减轻症状可以较为持久的改善，而是会"时轻时重""迁延持久"，明白了这一点，医生就不会盲目追求症状的消除，也会告知患者，对于某个消化能力下降的症状，中医可以减轻，或者短时间内消除，但是做到"彻底断根"，就不符合肝硬化阶段及其属于慢性进展性肝病的这个总体规律。所以不管是医生还是患者，都要对这些具体症候做好"打持久战"的思想准备。

对于肝硬化代偿期和失代偿期的消化道症状，中医的养生原则是减少"脾脏"的负担。根据中医"脾喜燥而恶湿"的特点，滋腻碍胃的甘味甜腻食品就应该严格控制，这个中医饮食调养理论可以从肝脏功能下降，对糖类代谢能力下降来解释；从腹水感染的角度，中医认为其成因是"阳虚水泛""水热互结"，所以要减少寒凉食物如水果的摄入，现代医学认为在肝硬化失代偿期，人体免疫功能是低下的，此时如果有病原微生物的侵袭，感染风险就会很大。一些水果如"草莓""葡萄"，体积小，表面积大，容易藏污纳垢，这类容易导致人体腹水感染的食品就应该予以避免，而例如香蕉等相对不容易污染的水果，导致人体病原菌增加而引起腹水感染的风险就小得多，这些就是针对预防肝硬化并发症，中医养生需注意要减少"寒凉"之品的原理。

对于肝硬化失代偿期"消化道出血"风险的中医养生，应从中医认为容易"难消化""热性动血"的食物方面加以预防。比如粗糙难消化的食物如韭菜馅饺子、瓜子等，或者刺激胃黏膜的食物如辣椒、花椒、洋葱等；热量较高，容易刺激消化道黏膜充血的食物如狗肉、羊肉、荔枝、桂圆等；现代人还要注意的是随着冰箱的使用，一些冰冻食品如冰淇淋或者冷饮的食用，同样会加重对食管胃黏膜的刺激导致出血，经常有肝硬化失代偿期的患者食用冰冻西瓜导致胃出血的病例，所以这些食物都要避免。

这些中医养生的原理，从肝硬化失代偿期消化道静脉曲张的形成原因就可以很好地进行理解：因为肝脏出现了难以逆转的硬化，流进肝脏的血液（主要是门静脉）流动就会受到阻碍而出现瘀滞，那么其后的静脉就会充血扩张，于是就会出现食管胃表面的静脉血管因为压力增大而导致扩张。随着肝硬化的加重，门静脉的压力越来越大，食管胃静脉血管扩张的程度就会越来越重，而曲张的血管突出于食管胃的表面，血管壁薄，充血严重，压力大，稍微明显一些的刺激就可能导致血管壁的破裂出血，而且在肝硬化失代偿期凝血功能减弱的情况下，这种出血控制起来就很困难，相当一部分失代偿期肝硬化的患者就是因为消化道出血失去了生命，所以日常生活中时刻关注可能刺激胃肠道黏膜、增强出血风险的食物，细致地进行防范。

肝硬化失代偿期肝性脑病跟中医学的阳明腑实谵语证有类似的病机，所以中医对于肝性脑病的养生防治就提出减少容易导致阳明腑实的热性食品或生活方式，如各种高热量食品会造成肠道蠕动变慢而便秘；奶制品和精加工细粮中含有的膳食纤维比较少，容易导致便秘，所以上述食品要适当控制。而含纤维素高或者有助于排便的食物如粗粮等就可适量增多食用。当出现便秘时，可以服用一些具有缓泻通便作用的食物如香蕉、蜂蜜、黑木耳等。当有肝性脑病的可能，中医辨识为阳明谵语时，就会加用清泻阳明热邪的治疗，如"承气汤"类。

中医对于阳明腑实谵语的预防养生，符合现代医学的机制：因为肝硬化失代偿期导致肝性脑病的重要原因是肝脏对肠道来源的血氨等处理能力下降，血液中血氨增加就会导致肝性脑病的发生，那么对于肝病脑病的防治就是两个方面。一方面是减少血氨的来源，就是想办法让肠道生成的血氨减少以及减少氨类物质在肠道的停留时间，即防止蛋白质类食品过多导致生成血氨增多，同时加速肠道的排泄，减少能够导致便秘的食物，增加能够促进排便的食物。临床针对此方面的西药治疗就是让患者服用乳果糖来酸化肠道并提供缓泻作用，减少血氨的生成和吸收，也有采用肠道菌调节剂来治疗的。另一方面就是增加血氨的代谢，西医一般用门冬氨酸鸟氨酸来对治血氨升高，现代一些清泻阳明腑实的中药方剂也有类似的疗效机制，即对血氨等导致肝性脑病的物质有调节作用。

肝硬化代偿期和失代偿期的中医养生还要注意的一点就是，患者为了尽快看到好的治疗效果，就会寻求各种偏方、验方，也会想当然地根据自身"虚弱的"状态进行各种保健滋补，然而事实往往事与愿违，"滋补"不仅没有得到更好的治疗效果，反而容易使病情加重。对于偏方、验方，我们要辩证地看，因为每个人的情况不尽相同，可能某个患者服用某个所谓偏方，与其中医辨证特别吻合，于是有明显的效果，但是并不一定适合另一个人的病情，中医的治疗还需要找有经验的中医进行"量体裁衣"式的分析。对于保健品等，大家更加容易忽视其弊端，我们要根据具体情况来针对性地加以注意，如果只从"气虚""血虚"这些笼统没有针对性的情况进行保健品、食疗的调养，没有用处倒还是次要的，更令人担忧的是往往会加重病情的进展，与我们的养生初衷背道而驰。

### 3. 肝癌阶段的中医养生及其原理解析

慢性肝病发展到一定的阶段，常常就会导致肝癌的发生，人们在思想意识上对"癌"还是有很深的恐惧，因为在人们常规的观念中，"癌"几乎与死亡画上了等号，这样的认知随着医疗技术的发展和临床诊疗经验的总结，应该是要有所转变的。

（1）癌症的发生与中医认知

癌症的发生，到现在为止还没有搞清楚其确切完整的机制，但是随着研究的深入，对其成因的认识是不断深入的，而这些认识为我们提供了癌症防治的有益参考。癌症跟其他疾病不同的是，癌细胞是我们人类自身的细胞，它不是外来的，只是这种自身的细胞生长和功能不受人体自身控制，出现无序性破坏性生长状态，占用人体资源，毁坏人体功能，最终导致死亡。

那么第一个癌细胞是怎么产生并发展壮大的呢，这里面的最主要的原因之一就是机体免疫问题。人体本身就存在原癌基因和抑癌基因，从生物进化的角度讲，基因的突变本身也是双刃剑，为了适应环境，更有利于生存，我们需要基因突变来产生更适合生存的基因并传递下去，但是突变就会存在风险，风险就是在突变过程中原癌基因得以表达，如果碰到免疫麻痹，这个初始的癌细胞得以"免疫逃逸"，就可能"着陆"并"定植"，逐渐发展，当我们检查发现时，常常"癌"就已成定局了。

在"癌症"产生的这个过程中，有几个关键因素，一个是导致基因突变的事件的频率，因为在一定的时间内，基因突变的频率越高，其基因错配产生癌症的概率就越大；另一个关键因素是机体"免疫麻痹"的时间越长，突变产生的癌细胞"免疫逃逸"的概率就越高。从这个角度讲，我们要做的就是减少基因突变事件的发生，比如长期的慢性炎症状态导致的机体修复过程中，基因突变事件发生率就高，控制和减少长期慢性炎症就是预防癌症的发生。另外，当机体免疫低下时，调控好机体的免疫状态也是防止肿瘤发生的重要环节。除此之外涉及癌症发生的因素还有很多，比如遗传因素、致癌食品的摄入等也是需要关注的。

"癌"的可怕之处在于它的侵袭性，癌细胞源于人体自身的细胞，但它的生长是无序的，它生长快速，侵占人体正常组织器官的空间，随着癌细胞的不断增多，一方面消耗人体的营养储备资源，一方面导致人体正常组织器官的功能不能发挥，人体逐渐形成恶病质最终导致死亡，这是诸多癌症共同的发展过程。

中医古代对"癌"的认知，主要是根据不同人体器官、不同人体组织发生癌症后的证候表现来进行诊断和治疗的，古代由于科学技术条件限制，没有现代对癌症发生机制的微观细致认知，但其癌症预防和治疗的理念仍然有可以借鉴的价值。比如"扶正祛邪"的防治理念，现在医学的一些治疗完全可以对此进行很好的诠释。古代对癌的认识，有一些是直观的认知，如果癌症表现出来明显的外在体征，如有一些肿瘤突出体表，外在可见，中医根据其形态，描述为"岩"，从这个字可以看出，这是对肿瘤表面凹凸不平、质地坚硬的状态进行了一个形象的概括，这个描述能够将很多的良性肿瘤和恶性肿瘤基本进行一个区分。实际上，多数能够体查于外的肿瘤，常常有这个特点，而癌字，就是在与"岩"相通的"嵒"字上面，加了一个病字头"疒"，也总体说明了中医对癌的认识，其他如"乳岩"（乳腺癌晚期）也是这个认知的例证。

而人体内部，没有突出于体外不能进行观察的肿瘤，但通过检查能够感触到的，如腹腔内的肿块，通过医者检查能够摸到其表面坚硬的状态的，中医命名为"癥瘕"，这种命名，同暴露于体表的肿瘤相比，其与"癌"的符合程度就略微差一些，也就是说，中医认为的"癥瘕"，可能只有一部分是现在的"恶性肿瘤"。还有的肿瘤，既看不见，也摸不着的，中医就根据其产生的证候进行推断，比如食道肿瘤，因为其影响进食并且发展快，中医中"噎膈"的命名就比较贴近，但符合程度跟前两种描述相比，会差一些，再有一些中医诊断如"失营""失荣""积聚""脏结"就只能说是有肿瘤的可能了。

（2）原发性肝癌的中医认知

原发性肝癌（以下简称肝癌）是我国常见恶性肿瘤之一，死亡率高，根据其病理及来源常常分为几种：肝细胞癌、胆管细胞癌、纤维状肝癌、血管肉瘤、肝母细胞瘤。前两种类型比较常见，后面几种较为少见，而肝母细胞瘤就属于罕见型的了，一般在3岁以下的儿童中发现。

肝癌的发生目前也不知道其确切的原因，但是同其他癌症一样，肝脏的长期的慢性的炎症是肝癌的重要基础，比如慢性乙型病毒性肝炎、慢性丙型病毒性肝炎、酒精性肝病、自身免疫性肝病，因为这些类型的慢性肝病符合前面基因突变因素和免疫功能低下等"癌"发生的条件，此外，一些外部毒物因素也可以诱发肝癌，目前比较明确的是含黄曲霉毒素的食物如发霉的花生等。从中医的角度讲，中医的"肝系统"包含了西医肝脏的功能，从《黄帝内经》中涉及解剖的内容能够看出"肝系统"与"肝脏"的关系，所以肝癌从中医的部位来讲属于"肝系统"，从"肝癌"发展过程中的症候表现则跟"肝积""癥瘕""积聚""黄疸""胁痛"等中医病名能够建立联系，其中需要注意的是这种情况不能反推，上述中医病名涉及的西医病种也比较宽泛，都不能简单地建立一一对应。

(3) 肝癌的中医养生方法

肝癌的中医养生，遵循中医对"癌"的认知理念，总的来说要从"正""邪"两方面来思考和实行。肝癌的中医预防，必须与现代医学的认知和手段相结合进行。

肝脏被称为"沉默的器官"，肝脏的神经末梢主要在肝包膜上，如果一个肝癌的生长没有侵犯到肝包膜，人们可以完全没有症状。在古代没有血液肿瘤敏感指标检测、超声、核磁等早期发现手段的情况下，人们有症状的时候，往往都是肝癌晚期，这在现代没有进行规律体检检查的人群中仍然是非常常见的。

一经发现，即是肝癌晚期的悲剧现在仍然每天都在发生，所以肝癌的养生，首要的是要有早期预防。早期发现的理念，也特别符合中医"治未病"的理念，值得强调的是，现在医学的技术手段纳入中医的防治理念，也完全符合中医"兼收并蓄"的发展思想。

现代医学认为肝脏的慢性炎症是肝癌发生的重要基础，人体免疫功能的下降是重要因素，从中医防治的角度讲，我们可以应用中医表观症候学诊察和中医学贯穿生活每个环节、个体化的养生防病的优势，来结合现代医学的细致筛查来加强监控肝癌的发生和进展。具体说来，虽然症候学的表现不能特异性地进行肝癌的诊断，但是中医对于症候学的治疗手段比较多，从免疫环境的角度讲，中医学防治肝癌的思路，可以认为是通过各种养生治疗手段，改善人体的症状，进而改善生存质量，从"减少任何干扰人体正常免疫功能发挥的不利因素"的角度来防治肝癌。在这个总的原则下，每一次辨证论治，每一个具体的饮食、运动、作息方式的建议，都有一个核心目的，就是让人体达到"阴平阳秘"的协调状态。现在抗 PD-1 免疫疗法等治疗的效果让我们看到了人体免疫功能在防治肿瘤中的强大力量，所以如果任何的措施能够有利于免疫功能的正常发挥，都值得去尝试，值得去研究。

在上述原则的指导下，肝癌中医养生的具体措施就比较好理解，比如中医通过辨证，体查到机体处于"气虚"的免疫低下状态，中医就可以通过"益气"来增强免疫力。但同时，中医也注意此时应补气而不助邪，要避免通过"补益"促进肿瘤生长的可能，中医此时就会选择"补气而不燥烈"的方式，比如在日常保健食品的选择上，根据上述原则可以进行一些分辨，比如人参、西洋参都可以补气，但是中医将人参定为"温性"，西洋参定为"凉性"，其中的原因就是通过服用过后人体的共有反应来总结的。人参（包括野山参、红参等），服用之后，人体有"上火"表现，有些人可以出现身体燥热感觉，一些发热类疾病服用后可以出现发热加重现象，也常会导致大便干燥秘结，所以认为其属于"温性"，而西洋参服用后，"气虚"的现象得到了改善，但是上述类似人参上火的现象不明显，有一些患者可以出现轻微腹泻的现象，所以中医认为其属于"微凉"。从中医角度讲，肝癌的患者如果有明显的"阳气虚"，就适合适量服用人参，"气阴两虚"明显的，就适合适量服用西洋参。此类辅助中药的现代研究也证实其有提高机体免疫力的作用，符合肝癌中医养生的总原则。

饮食、运动、作息养生的细节方面可以参照其他章节，这里主要根据肝癌中医养生谈总的防治思想，围绕两个大的方面，一是减少促进机体慢性炎症加重的因素，二是减少导致机体免疫力下降的因素。饮食上就需要减少高热量、刺激性的食品，中医往往概括为"五辛、酒酪、臭恶、生冷、黏滑、肉面"，其中五辛作为调味品，或多或少都有刺激黏膜的作用，一些调味品如胡椒、肉桂现代研究具有促炎作用，就必须避免。"酒酪""臭恶"就是酒精类、发酵类、腐败的食物，其中一些腌制食品由于亚硝酸盐含量高，增加肿瘤发生的风险，也要避免。"生冷""粘滑"主要指一些海鲜等品类的生食食品，如生蚝、三文鱼等未经烹饪的食品，不管从寄生虫角度还是机体消化功能角度，都少食为好。"肉面"需要进行一个说明，常规来说，适当的肉类或者面食，不会对机体有不利的影响，这里的"肉面"，主要指的是肉面混合物，用现代的理解就是碳水联合油脂的食品，此类食品现代研究非常容易引起肝脏糖脂代谢的紊乱，也是肝癌发生的危险因素，所以要注意控制。

运动、作息方面，以不干扰免疫系统为核心，简单说来，就是不要让机体受到损伤，不要让机体感到疲劳；运动环境应选择避免机体感受风寒的场所，以防引起感染；作息上保持规律以防机体免疫力下降，具体可以参考肝病运动养生、肝病作息养生章节，根据自身具体情况进行细致操作。

问·答·篇

## 1. 看不见、摸不着的中医理论真的科学吗？

许多中国人对中医有着深厚的感情，这种感情不是因为狭隘或者盲目，而是基于对中医疗效的臣服。当你问起这些热爱中医的人们，他们为何相信中医药时，他们几乎都能说出一段自己或者身边人亲身经历的中医药治疗好了他们的疾病、解除了他们的痛苦的实例。

但是部分人可能会疑问，中医的疗效事实如何解释，看不见、摸不着的中医理论是不是就是无用的，中医药是不是真的要"废医存药"。

在接触中医理论的时候，每个人的头脑里都有数不清的为什么，为什么能用阴阳五行来解释人体，依据是什么？为什么红色就属火，红色就入心？为什么肝开窍于目？如果用中医的自身理论来回答这个问题，必然不会令人满意，有时还会反遭怀疑。相反的，为什么我们在学习西医的时候没有这么多的烦恼呢，因为通过解剖，我们看到了心脏、看到了血管，这与我们的认知体系是完全符合的，是一一对应的，是看得见摸得着的。

然而中医的认识体系里面，看得见摸得着的东西似乎不多。比如说为什么"肝开窍于目"，我们可以找到经络的支持，然而最大的问题是，尽管经络的感传现象和治疗效果能为我们所看见，但我们却怎么也无法找到身体经络到底是什么。这在西医的认知体系里甚至现代科学的认知体系里，都是不能接受的。

有一种现象存在，却又找不到它的物质基础，更不知道这种现象到底是怎么发生的，着实令人困惑。所以在认识了解中医的过程中，如果总是用现代的科学认知来试图进行解释，往往会令人寸步难行。

通过深入学习，加深理解，可以发现，不管中医、西医，它们存在的最终目的就是解除人类疾病带来的痛苦，在终极目标上，二者是一致的。有了这个基本点，我们将中西医二者理念的相同之处作为结合的桥梁，将发挥二者各自独特优势作为结合的原则，将疗效机制的探讨作为研究的重要内容，以此种心态不断进行实践，就会不断地减少困惑，提高治疗疾病的疗效，我们的中医爱好者和因为疾病求助于中医的人们，也会更有信心选择中医药。

## 2. 都 21 世纪了，中医五行理论还适用吗？

在跟一名肝病患者交流的时候，他告诉我们他很喜欢中医，也愿意结合中医进行综合治疗，但他也提出自己的困惑，就是五行这个两千年前的概念，是否还适用于治疗人体的疾病？我们为此也跟他进行了一番交流，最终让他对中医五行理论有了更深刻的认知。

我们是这样进行认识的：中医讲究五行，但作为一个了解过人体解剖学结构的人，再让他学习中医的五脏六腑，必然会有疑问冲突。其间因为现代医学的传入而导致的翻译讹误暂且先不讨论，也先不论中医认为的五脏六腑到底与解剖的五脏六腑对应得好不好，单单就说人体的五脏与五行怎么就能够配对的问题，就让很多人对中医的理论基础产生怀疑。

中医理论是中医理法方药的根基，基础不牢靠，后续工作可行吗，这当然是个问题。比如，如果非要寻找客观证据，来证明绿色怎么就对应于中医人体的"肝"，显然不能让人信服。其实对于这个问题不必太过于纠结，中医五行理论的总结，来源于临床，夹杂了不同的认知方式，结合了哲学的思辨，甚至还有艺术的想象，导致中医成为一种复杂的自然科学与人文艺术的结合体，但其认知的出发点是天然药物作用人体后产生了效应，这个出发点是必然存在的客观事实。

而中医疗效最关键的部分是疾病的解除，这些中医疗效以病者体会、医者观察的外在表征来总结概括，形成了医案记载并以总结概括的形式进行传承。只是在进行概括总结的时候采取了中医独有的认知方式，如取象比类的方法，我们现在评价这种方法当然会质疑其合理性，因为这种方法容易以偏概全。但是中医最大的特征是必须将这种理论验之于临床，临床有效的概括和总结被认为是正确的、无效的，其概括和总结就可能被质疑及淘汰。所以也不必因为对中医认知形成及理论概括的方式有疑问就否定中医的疗效，因为如今能传承下来的，一定是经过临床验证的。

简而言之，中医既有效，必有其现代医学方式能够解释的药理作用机制等，只是有些机制和原理目前尚未研究清楚。那对中医五行理论应该采取什么态度呢？其实，我们把它看作一个理论模型就比较能够接受，就如同制定的一个规则，在这个模型里，特定的规则能够有助于临床治疗，有助于取得良好的疗效，那我们可以先熟悉了这套模型和规则并验之于临床，之后再逐步分析和深入研究，这可能是比较客观的方式。

通过上述的认识，能够比较客观地认识和理解中医临床疗效与中医五行理论的关系，就不会简单地从"扬"或"弃"的角度去对待"五行"等中医理论，而应该辩证思考。

## 🌿 3．怎样理解肝病的经络养生理论？——经络如同航线

在临床诊疗过程中，我们经常会向患者解释中医肝与西医肝脏的区别和联系。比如查房的时候，经常有患者问："医生，我最近眼睛不好，是不是肝病加重了？"我们经常也佩服患者们对中医的认知接受程度，因为很多肝病患者会知道"肝开窍于目"这样的中医知识。

但是从哪个角度来说明"肝开窍于目"呢，从中医的经络理论就比较好理解。

经络是中医理论的一项重要内容，是中医对人体现象的一个重大发现和总结。因为其有确切的临床疗效，不仅被中国、东南亚百姓喜爱，欧美等发达国家对针灸及其疗效也越来越认可，随之而来对针灸的科学研究也越来越多。

针对中医针灸的研究，一方面，根据针灸的临床疗效探讨其机制，这方面取得的成果非常突出，在国际上高水平的文章也时有发表，这对增强中医爱好者的信心感、自豪感是不容置疑的。

另一方面，多年来对经络实质的研究也多有开展，从科学认知的角度讲，既然有明确的功效，应该必然有其物质基础。正是基于这个出发点，寻找经络物质基础的工作一直给予人们很大的激情，但目前看来结果并不令人满意，所以与此相关的研究总是或多或少让中医学人或中医爱好者觉得有些许遗憾。

其实，在没有发现经络实质的时候，并不影响我们对经络现象的理解，我们可以认为经络是活体存在的生命现象。打个比方，我们经常选择飞机出行，而航空公司会为飞机选择航线。大家并不会质疑飞机航线的存在，那么飞机的航线有什么物质基础吗？如果非要说有，那也是空气成分而已，但是这并不是飞机航线的本质，飞机航线是一个现象，其存在的意义和价值主要是确定飞机起降地点，结合飞机空中飞行的动态性进行飞行运动这件事情，这其实跟人体经络现象有类似之处。

中医就是借助了人体作为有机体，动态地、整体地进行生命活动这一过程，通过经络现象对人体进行调整，使其恢复或增进健康。

中医跟西医相比，最大的不同就是是否基于还原论的方式认知事物，在涉及人类的疾病和健康的认识中，就是是否会把人体"打开"来看。西医从盖伦开始，解剖学不断发展，可以说是开创了诊疗的新时代。可是回顾中医历史，在古代，中医也进行了解剖，虽然是比较简单概括的描述，但也证明了这项工作的确是实际进行了，比如《黄帝内经》中对人体小肠长度的描述就是通过解剖来实现的，只是后来中医的解剖没有像西医那样越来越深入地进行下去。那么可以设想一下，如果当时的中医把解剖深入发展下去会出现什么情况呢？

假设中医打开了人体，发现了现代解剖的心脏，发现了肝脏、脾脏、肺脏、肾脏，人们必然要跟中医外在看到的现象相互联系，最先想到的必然是经络的问题。因为中医的理论系统里经络现象是最容易观察和感知的现象，那么按照经络的感传循行，人们肯定会寻找肝脏和双目之间的联系。

在经络系统中，足厥阴肝经起于足大趾，沿着足跗部向上，沿着股部内侧，绕过阴部，上达小腹，再向上通过横膈，沿着喉咙的后面，向上进入鼻咽部，连接于"目系"，向上出于前额，与督脉会合于巅顶。

如果按照解剖所见来看肝脏和"目系"的连接关系，我们肯定会大失所望，因为不仅找不到二者之间的联系，实际上连经络本身都找不到。我们会发现，它不是血管，不是神经，不是肌肉组织，不是结缔组织，好像身体里面找不到跟它的外在感传表现相对应的东西，出现了这样的问题结果要么认为经络不对，要么放弃这种对应方式，中医应该是在经络的感应存在而且疗效确实的现实基础上选择了后者，这也可能是中医后来的发展过程中没有重视发展解剖的重要原因之一。

既然经络现象存在，利用这个现象对人体进行调节以治疗疾病、产生疗效也是客观事实，那么应用好经络现象诊治疾病就是可行的。当然，对经络现象及其疗效机制的研究也是深入认识经络现象的必经之路，二者并不矛盾，我们所要做的就是，首先"治得好"，然后"说得清"。

# 4．东西方养生思维有哪些不同？

现在的社会，已经是全球化的社会，西方的文化进入中国，对我们产生了很大的影响，吃的、穿的、住的、用的，都在发生着变化。然而几十年过去了，我们的追求似乎在回归，我们西装穿过了，开始穿唐装；我们牛奶喝过了，还是喜欢喝豆浆；我们咖啡喝过了，还是喜欢喝中国茶；现代化新颖的家具用过了，还是觉得传统工艺的实木家具耐用大气。对于这些回归，并不是我们受到了什么强迫，这都是国人自发的，爱国精神、民族化思想自然是其中的原因之一，不过，如果从养生的角度出发，也可以从中找到一些答案。而且这些养生思维方式的差异，在肝病患者的养生过程中都是我们应该注意的。

我们可以从几处生活常见场景谈谈东西方养生思维的不同。

① 棉麻衣物与养生

我们在正式的场合，为了和国际统一和方便交流，常穿上整齐划一、庄重显身材的西装，再穿上衬衫系上领带，但是在日常生活中，谁也不喜欢把自己搞得那么刻板和僵硬。我们的穿着常追求舒适和健康，所以选来选去，棉、麻、蚕丝这些天然的织物总是能够胜过涤卡、莱卡等人工化学合成品。越是岁数较大身体对衣着敏感的中老年人更是喜欢前者，因为棉麻等织物穿着在身上的时候，吸汗排汗性能好，保暖性能强，对皮肤刺激性小，人体穿着时柔软舒适无刺激。

中医始终认为天人合一，我们把自然界的东西拿来为我所用，和自然保持最天然的贴合状态，这种天然的状态使我们更为舒适。从中医的角度讲，人身上穿的衣物在美观的基础上，不仅仅要满足保暖防寒功能，更要注意与人体的贴合，比如现在贴身衣物强调纯棉材质，实际上既讲究舒适，也让人联想到将自然少加工之物与人贴近，是一种亲近自然、顺应自然的态度。

对肝病患者，尤其是高黄疸的患者，因为胆盐沉积于皮肤而导致刺激性瘙痒，这种瘙痒往往非常顽固，治疗也比较困难，在这个过程中，如果患者所穿着的衣物含有腈纶、化纤成分较多时，患者不适感会加重。而穿着棉麻等贴身衣物，感觉会好得多。目前虽然没有专门的临床研究来说明衣物成分对人体的刺激轻重是否会导致肝病高黄疸患者的瘙痒加重，但从临床观察的现象来看，棉麻衣物可能是较好的选择。

如果从原因进行分析，可能是因为我们的皮肤黏膜屏障以及其上的定植菌群，对棉麻之类衣物的接触史更长一些，对现代工业生产的化工类产品接触史相对较短，所以从身体皮肤的适应角度，我们也更适合穿着棉麻衣物。

② 中式家具与西式家具

现在我们逛家具城买家具，会发现中式实木的家具越来越红火，比起其他材质的家具价格还贵很多。说起其中的原因，可能有人说是审美不同，有人说是为了环保，这里先不说审美的问题，但就健康的角度来进行一番探讨。

由于板材等材质的家具不可避免会使用胶类黏合剂等化工

材料，其中的有害物质含量相当多，放在屋里可能会长期释放有害物质而导致人体健康受到损害。当然并不是说实木家具完全没有危害，实木家具也会使用工业黏合剂、油漆等，但是使用量相对较少，使用时间越长，有害物质的释放也会越来越少了，相对来说对健康的危害就会少一些。

除了上述的环保问题，我们比较一些中式家具和西式家具的区别，不仅仅是样式风格的问题，中西式家具行走坐卧的理念也有所差异。我们可以观察，比如坐中式沙发和坐西式沙发的姿势，坐中式沙发的时候，由于木质的沙发比较硬，人不可能整个瘫软下去靠在上面，还是得真正"坐"在上面。所以家里的小孩子常常不喜欢中式的沙发、凳子，如果想要偷懒斜靠在上面，就会十分难受，必须得坐正了。西式沙发的最大特点就是感觉特别柔软舒适，你可以斜靠在上面，也可以"窝"在里面。全身可以一点不使劲，做到完完全全的松弛。有不少的沙发设计还带一个"贵妃榻"可以全身舒展地"躺平"在上面。

买家具的时候有售货员打了一个比喻，说坐中式家具的时候，人就像一串葡萄，得"提溜"着放，而坐西式沙发人就像葡萄散放着。从人体工程学的角度讲，沙发的功能主要还是坐，而且坐着的时候多是看电视或看书报杂志，这个时候，人的脊柱应该是保持一个直立的自然弯曲的状态，坐在中式风格的木质家具上就比较容易做到这一点，但如果为了偷懒选择长时间"窝"在柔软的沙发里，对身体健康还是不利的，所以中医养生观点认为，还是要在该坐的时候坐，该卧的时候卧。

③ 中餐与西餐

中餐和西餐最大的区别，就在于食物的"烹饪"上。中医最古老的方药《汤液经》的作者伊尹，据说就是一位很棒的厨师。这也没有什么值得奇怪的，因为中药汤剂的配伍组合，跟我们烹调做菜道理是相通的。我们做菜要把葱姜蒜、辣椒胡椒、五香大料跟食物放在一起，用文火或武火来烹饪，各种菜品佐料之间相互作用，这样就变化成了一种新的滋味。而食物的偏性，因为佐料的佐制而得到调和，更适合人食用。

中餐这种烹饪的思维方式，跟将火腿夹在面包里的热狗、将炸鸡夹在汉堡胚里的汉堡包、将洋葱洒在面饼上的披萨饼，有着很大的不同。其实这种思维方式的差异，跟中西医对人体认识的思维差异是一致的。西医的解剖思维，人体的肝就是肝，胃就是胃，肝和胃就是一左一右。研究人体的时候主要是研究肝或研究胃，肝和胃之间的关系不会放在研究的主导地位。

中医的思维就不是这样，中医讲的肝，是一个系统的"肝"，包含了现代我们西医解剖见到的肝脏，也包含了肝的经络。中医讲的胃，也不仅包含了我们受纳食物的解剖上的胃，也包括了胃的经络。正是因为肝和胃的经络有联系，所以肝和胃在生理上相互影响，在病理上相互联系。所以中医的研究会把这些脏腑的关系放在一个很重要的位置，在中医辨证处方用药的时候，很难说只针对某一脏、某一腑，而是必须把人体作为相互联系的一个整体，否则只调节一个脏腑，而忽视它跟身体其他部位的联系，必然不会取得好的疗效。就像我们把葱姜蒜经过与食物的烹调之后，味道相互融合影响，我们不会尝到这是葱的味道、那是姜的味道一样。

## 🌸 5. 人为什么要与自然和谐相处?

许多肝病患者在学习中医养生时，常听到"天人合一"的说法，却不能理解其中意义。中医讲求天人合一，讲求人与自然相应，因为人是自然界的产物，人与自然息息相关，所以人要顺应自然，才能更好地保持健康长寿。

对于人与自然关系的问题，不同的种族，不同的文化，理解并不相同。到底人类应该是征服自然，还是应该顺应自然，在不同的人心里，会有不同的答案。其实从人类发展史来看，我们早就开始不再顺应自然了。自然界的春夏秋冬，在人类这里已经不太适用：天气炎热，我们有空调；气候寒冷，我们有暖气。自然界不能顺应我们的意愿的，我们可以改造她，我们截断大河，开凿高山，深入海底，遨游太空，似乎能够不断克服自然对人类的限制，不断地突破我们与自然的原本和平共处的领域。

似乎一切都可以发生天翻地覆的变化，可是几万年过去了，自然似乎被改造了很多，但改变不多的，反而就是我们自身。人类机体的生理功能，跟数万年前的祖先相比，能有多大的差异？人白天活动、夜晚睡眠的习惯，有谁能够颠倒？一日三餐的进食规律，有谁能够违背？女性的月经周期，有谁可以例外？所以人类改变了世界，却没能改变自身，我们脆弱的人体，还是不能完全对抗微生物的侵袭；还是会产生治愈不了的绝症；

还无法从根本上解决太多的慢性病，如高血压、糖尿病……我们甚至不能搞清楚很多疾病是怎么找上门来的！

大自然允许我们给她改头换面，允许我们改造河流山川，但一定要明白，这一切只是暂时的，谁又能保证一千年以后，现在的成群高楼，是否又会变成一片汪洋？这对于大自然来说，就如同早晨抹粉，晚上卸妆一般，只是一时的。人类其实不能彻底征服自然、改造自然，我们人类的身体，就是一个难题，一个明证。

从一个单细胞的海藻开始，到人类这样智慧生命的形成，大自然对我们的影响，无不像烙印一样打在了我们的"基因"之上。人类离不开阳光，离不开月亮，阳光对人类身体产生的影响，绝不仅仅是帮助促进维生素 D 的生成那么简单；又如女性的月经，也不仅仅是因为月球绕地运行的周期引力导致的。

中医的经络，描述中最常见的是人体背部的经络属"阳"与腹部经络属"阴"，可能是因为人类的祖先曾四肢爬行，背部接受阳光较多，腹部接受阳光较少，于是自然在背部和腹部呈现不同的经络现象，于是就有了背属"阳"，腹属"阴"。

阳光的出现，使我们的身体激素水平发生变化，我们感觉不到也无法控制。人们很难改变睡眠习惯，除非没有了太阳，也很难改变女性的月经规律，除非没有了月亮。而这些我们还远远做不到也不可能想去做到。人类的身体又能在多大程度上进行改造呢？

既然自然界不是那么容易改造，人体也不能短时间内进化，那么从长远的角度看，还是适应自然的规律来生活对健康比较有利。所以要"春捂秋冻"，来让身体找到符合自然四季的节拍；要一日三餐，让自己的进食时间和经络气血运行时间相配，所以中医养生防病的精髓，就是顺应人体跟随自然的节奏，顺从而不违背，才能不被自然淘汰。

## 🌿 6. 中国的肝病患者适合中西医结合治疗吗？

在中国的肝病患者，如果住院治疗的话，跟国外的肝病患者最大的不同，就是会不同程度应用中药制剂。中药制剂效果是明显的，比如出现黄疸时，中西医结合治疗，其黄疸减轻速度要明显快得多，而且治疗过程中患者各种各样的不适症状，都可用中药来随时调整，患者的生活质量也有明显的改善。

对于中国肝病患者来说，由于主动的、被动的各种原因，选择中西医结合治疗的大有人在，尽管如此，是不是选择中医药，怎么选择中医药，这是摆在很多肝病患者面前的共同问题。我们不能简单地从中医药毒副作用小来解决这个疑问，现在的中西医结合医生，可能需要更多的耐心来回答这个经常被问到的问题。

由于肝病中慢性病种越来越多，医患之间建立长期的理解关系对于肝病的治疗大有裨益，一个肝病的中西医结合医生，需要给长期信任自己、跟随自己的肝病患者做好治疗的整体规划。

对于肝病患者为什么要进行中西医结合治疗，首先要说明中西医结合治疗的好处在哪里。因为中西医理论虽然不同，但二者的治疗目标是一致的，都是为了解除疾病的痛苦，二者在不同的疾病情况下，有着不同的优势。比如在肝癌的外科手术治疗方面、免疫治疗方面，西医学有着快速的进展，肝癌早期手术切除对于患者的获益是明确的；对于晚期的肝癌，即使用了很多的治疗手段，疗效获益也有限，此时中医药能够起到减毒增效、改善生活质量的作用，对于患者是有益的。

对待不同的肝病患者、肝病不同阶段的患者，应考虑如何选择中西医结合治疗的方案。先要有一个整体的方案，这个方案不应该是一时的，应该是能够指导肝病患者一个阶段、一个时期的治疗，要成为肝病患者治疗的"主心骨"。

## 7. 肝病跟"肝郁"是什么关系？

"肝郁"虽然说是一个典型的中医术语，但大家都很容易理解，情绪有波动形成不良情绪的时候，就会听见说"我肝郁了"之类的说法，可见这个现象的普遍程度。

在大城市工作的人们，工作生活压力大，经常会出现"郁闷"情绪，并不是肝病患者才有"肝郁"现象。成年人经常出现情绪不畅的时候，如果比较轻微，自己经过调整，也比较容易平复下来。但如果总是受到情绪刺激，自己调节不过来，时间久了，就可能出现"抑郁""焦虑"状态，严重的可能发展为抑郁症。所以"肝郁"虽然有"肝"，但并不是说有肝脏疾病的时候才有"肝郁"，事实上，即使有肝病，也不一定有"肝郁"，所以"肝郁"并不是肝病患者才有的现象。在临床上，我们发现，"肝郁"不仅在成年人中常见，在竞争力越来越大的现代社会，小孩子出现"肝郁"的情况也很常见。

有一次一个小孩到肝病门诊来看咳嗽，看舌头是舌边尖红，脉象是弦脉，这是一个明显的肝气郁滞的脉象。小孩刚八岁，居然出现成人有的肝气郁滞的脉象，当然得好好问问了。说来也不奇怪，尽管是才八岁的小孩，刚刚上小学二年级，活得可不轻松啊。先不说学校正常的课程要按时完成，老师布置的一大堆作业要及时写完不说，好不容易到了周末，爸爸妈妈又给安排奥数辅导、钢琴练习等，连个玩耍的时间都没有。

八岁的小孩出现弦脉，问他觉得学习累吗，他回答说："压力很大。"我们有点觉得好笑，这么小的小孩还知道"压力大"。问他为什么压力大，他说作业做不完老师会批评，钢琴课不想去上妈妈不高兴，要是弹不好又怕妈妈伤心。你会觉得这个小孩够多愁善感的啊，可是像这样的小孩并不少见，你在街上随机问几个小朋友，问他学习累不累、压力大不大，保证回答是肯定的。说明孩子们压力大也已成为普遍现象，我们不能因为他是孩子，就忽视这一因素。

那么转回头看看小孩的咳嗽，干咳痰少色黄，检查也做了，孩子血象、胸片正常，也没有发热，根据舌象、脉象，判断为"肝火犯肺"的咳嗽，予以丹栀逍遥散合黛蛤散，再加上大青叶、桑叶等药物，服用 10 付后，小孩咳嗽症状明显减轻。二诊食欲不佳，以上方减黛蛤散，加苏梗、鸡内金、焦三仙，服用 10 付后咳嗽已无，食欲好转。

后来也看了一些小孩子有过敏性鼻炎、头痛、易感冒的，好几个都表现出肝气郁滞，这个成年人常见的证型也开始"传染"到小孩子身上了。孩子的前程当然是重要的，但是孩子的身体、心理是否承受得了，将来的利弊究竟谁大，还真得好好衡量。

### 🌿 8. 中西医结合医生如何与肝病患者沟通病情更高效？

现在的肝病患者，在长期的诊疗过程中，也多多少少有不少西医的概念和认识，但很多患者却不了解中医。临床上，从事肝病中西医结合治疗的医生，如果在头脑中有一个中西医相互对比的认识，不管是对于自身对肝病的学习和理解，还是从与肝病患者沟通的角度讲，都是有帮助的。在肝病诊疗的临床实践中，对于一部分对中西医结合治疗还有纠结情绪的肝病患者，做好这方面的解释，也往往会增强他进行中西医结合治疗的理解和信心。

学中医，阅读古代医家的医案，是提高临床诊疗思维和水平的重要过程。当临床遇见疑问或闲暇时，翻阅古代医案可以寻求"支援"和"给养"。一次看到一个吐血的古代病案，说一名中年男子好饮酒，饮酒多年之后出现吐血，吐势汹涌。医生望诊其人面红目赤，舌暗苔黄厚，脉滑，判断认为酒乃湿热之品，此人长期饮酒，湿热久稽而化火，火热迫血妄行，犯胃而出现吐血。治疗予以清利湿热，降胃气止呕吐，服用汤药后吐血止，医生苦劝男子勿再饮酒，但此男子之后再次出现吐血，经汤药治疗无效而亡，医生慨叹男子的死亡是由于未听劝告而致。

看了这则医案，作为从事肝病的中医医生，很容易在脑子里面立刻浮现出：这是一个酒精性肝硬化失代偿期，因肝门静脉高压导致食管胃底静脉曲张而出现破裂出血的病例。从长期大量饮酒、面红目赤、吐血这些症状，虽不能肯定就是酒精性肝硬化，但是吻合的可能性还是很大的。

有了这样的思索，我们可以推想，如果当时这个患者就是酒精性肝硬化失代偿期出现食管胃底静脉曲张破裂出血，那么当时的医家就不会因为遗憾患者是因为没听劝告而再饮酒所致。因为如果是这种情况的话，即使在现在用手术治疗，效果也不都是尽如人意的，何况在当时，再次吐血而亡基本就是正常的疾病发展结局。

从这个医案延伸，我们跟肝病患者交代病情时，中医药能够起到什么作用，在肝病治疗中有哪些优势和特色，哪些是可为的，哪些也是不可为的，跟患者进行中西医两方面的结合解释，有利于增加患者依从性，也有利于提高临床疗效。

## 9. 新的现实情况下肝病中医治疗的新挑战是什么？

人们对疾病的认识不断深入，治疗手段也层出不穷。但进行肝病中医治疗的患者，会有一个感觉，中医几千年就是服用汤药来治病，跟西医日新月异的治疗方式相比，好像没有什么变化似的。

从诊疗的形式上讲，中医仍然采用的是望闻问切四诊为主进行资料的收集，仍然是开具处方让患者服用为主来治疗疾病，虽然也会参照现代的检验、影像学检查等来辅助诊治，但总的形式确实变化不大，治疗所用的中药也没有特别大的变化。

西医治疗手段的不断丰富，这是在古代中医诊疗过程中没有出现的，我们现代开具中药，至少面临几个常见的新情况。首先，肝病的治疗很少只用纯中药治疗，尤其是肝病后期，肝硬化各种并发症及肿瘤的发生，会采用各种现代医学的治疗方案。我们此时用中药治疗的目标和重点必然会发生变化。

比如肝硬化患者失代偿期的胃镜止血治疗，是古代所没有的，在食管静脉曲张破裂出血的紧急情况下，如果有条件进行胃镜下止血救治，我们也不太可能优先用口服汤药等传统的治疗办法进行处理。又如肝硬化失代偿期顽固性腹水，也是很难解决的临床问题，目前腹水超滤治疗在一定程度上能够缓解这一病情，一般水平的中医医生恐怕也很难开具中药汤药来解决这个问题。

再者，根据肝癌的不同分期，有手术切除的、有放射治疗的、有射频消融治疗的、有靶向药物治疗的、有免疫疗法治疗的，此时肝癌患者的这些治疗方案，都是我们难以在古代医籍上找到的。

面对上述的各种新情况，我们所要做的，就是先进行治疗的战略定位，比如在服用靶向药物进行抗肝癌治疗的患者，当其治疗评估肝癌得到控制，但患者对副作用难以耐受时，可以调整治疗原则为"减毒增效"，也就是通过中医辨证论治，改善患者的临床症候，让患者的症状减轻到能够接受的程度，让靶向药物的治疗能够进行下去，使中西医结合发挥更好的疗效。这是我们面对肝病治疗日新月异的西医治疗时代，应该采取的客观态度。

## 🌿 10. 肝病患者可以吃野菜养生吗？

有个经过体检查出了有轻度脂肪肝的朋友讨教中医有什么食疗方法能够降血脂、减轻脂肪肝，我们说了一些常用的食物比如山楂、荷叶、薏米等，经常吃能够降血脂，对减轻脂肪肝有好处。

这位朋友欣然接受，然后又说其他朋友告诉他经常吃野菜也能够降血脂，减轻脂肪肝，问我们是不是也可以常吃野菜、多吃野菜。对于野菜，在过去往往是粮食不够或闹饥荒的时候人们才去吃的，而现在食物极大丰富，人们有时候吃野菜是为了图个新鲜，改个口味。至于野菜能不能常吃、多吃，我们问了他一个问题，为什么我们吃的主食是米、面为主，为什么野菜不常出现在餐桌上，为什么常吃的肉类是猪、牛、羊肉而不是狗肉、兔肉，朋友说："我还真是从来没有想过这个问题。"

咱们看看自己的餐桌，凡是能够留在我们现在餐桌上经常食用的肉类、蔬菜、主食，都是老祖先经过几千年筛选得来的。其实在中医看来，为什么会有"药食同源"这一说，就是因为其实药物和食物很难说截然分开。比如荷叶、山楂等，还有经常当作食物佐料的生姜、大葱等，这些既是常用的中药，也是可以常吃的食物。因为这些药物性质平和，不会有很大的"偏性",人体吃了,有一定的祛病保健的作用,但是对人体的影响不会太大。而用于治病的药物,往往就是"偏性"比较大的,不能在日常生活中经常食用,只是当健康平衡受到影响时,才用药物的"偏性"来纠正我们人体的"偏性"。这个时候,中医认为"有故无殒,亦无殒也",意思是当人体有疾病时,所用的药物就主要是奔着疾病而去,对人体的"纠偏作用"是利大于弊,而当人体处于正常状态的时候,如果使用这些偏性较大的药物对人体来说就是"弊大于利"了。

那么回过头来再说说刚才说的野菜问题,其实现在常食用的如芹菜、莴笋、油菜等,在一开始并不是一下子就被老祖先选择的,只是在数千年的使用过程中,这些比较平和的食物逐渐被人们接受,然后再广泛培育,才不再是野菜。而现在说的"野菜"之所以还是野菜,就是因为在数千年的饮食实践过程中没有选择它作为我们常吃的食物,也就是说现在的野菜往往不适合我们人体常吃、多吃。这个观点也是基于中医对食物偏性的一种认识。朋友听完之后觉得有道理,他说不仅明白了野菜能吃不能多吃、常吃的问题,以后吃东西的大原则他也知道如何把握了。

## 🌱 11. 微生物应该灭绝还是与之共存?

随着人类文明的发展,人类也越来越爱清洁,但不论我们多么追求卫生程度的完美,我们不得不接受的事实是:如果按照微生物的种类和数量来说,人体居然还是那么的肮脏!我们的皮肤，有数以亿计的螨虫、表皮金黄色葡萄球菌；我们的呼吸系统，时刻有潜藏的真菌在等待我们的免疫力极度低下的时候来侵袭我们；我们的肠道，简直就是微生物的原始森林，各种各样的细菌在这里世代繁衍生息，把我们当作"母体"。甚至如果按照总体数量算，人体所含有微生物的数量远超过人体细胞的数量。

人体这么"脏"，可是奇怪的是，人体为什么没有生病呢？这里面最重要的原因是，一方面，人体免疫系统与各种各样的微生物处于对抗平衡的"耐受状态"，如果这个状态在免疫功能异常或有过多的外来微生物入侵人体的时候就会失衡而"生病"，这也就是《黄帝内经》里面讲的"正气存内，邪不可干""邪之所凑，其气必虚"；另一方面，我们人体内部的各种微生物之间也是需要和平共处而处于一个平衡，某一种微生物的增多和减少都可能导致这个平衡的微生物关系遭到破坏，那么本来保持均衡比例的某种微生物可能会大量繁殖，这样会导致人体难以承受，结果因此而使"母体"受害。

那么对于这种情况导致的疾病，治疗就是通过各种方式恢复平衡。比如西医常用抗生素来杀灭或控制某一种因为失衡而增多的细菌来恢复这种平衡，而中医用扶正和祛邪药物来使"正"与"邪"恢复到原来的状态，所以中西医的治疗，都需要面对的问题是，这个平衡点在哪里？比如西医应用抗生素，不能过时过量，否则就是矫枉过正，反而容易破坏人体的微生物共生平衡的状态导致新的病症出现。中医所要注意的是找到"扶正"和"祛邪"平衡点，这样才能更快地恢复健康。所以，对于我们体内与我们保持共生关系的微生物，采取的策略应该是与之"和平共处"。

那么对于不常在人体内寄生或不常见的病原微生物，我们应该采取的态度是什么呢？目前对于此类病原微生物的思路主要还是除之而后快，但我们对很多侵犯人体导致疾病的病毒，仍然只能起到抑制而不是杀灭作用。尤其是当新的病原微生物如SARS、新冠病毒侵袭人体时，我们首先要发现它的存在，然后要了解它的特性和致病机理，然后才可能研发能够预防和治疗的疫苗和药物，经过这么长的时间，病毒的流行可能已经告一段落了。在这个过程中，中医药的应用确实是可以作为必不可少的一个选择方案。中医在此类致病病原微生物的处理理念方面，其实有其先进之处，简而言之仍然是"扶正祛邪"的思想来指导。即充分相信自身的免疫力，通过调节人体的各种失衡来最大程度地恢复身体的免疫力，让免疫系统去对抗病毒。对于"祛邪"，主要还是指祛除病毒影响人体机能带来的病理变化及其产物。现代的中西医结合治疗，反而更贴近"扶正祛邪"的总原则。

比如肝病患者的一大类人群——乙型肝炎病毒感染的人群，目前的中西医结合的治疗就是按照上述的原则来进行的。由于目前还没有杀灭乙肝病毒的药物，所以对于部分患者，我们要长期地服用抗病毒药物，这个治疗可以认为是"祛邪"。有些患者会应用"胸腺肽"来促进免疫，也有一些患者通过中医来进行调整辅助正气，这些都可以归属于"扶正"的手段。

## 12. 肝病患者为什么吃肠道菌调节剂？

有些微生物在人体寄生，能够与人和平共处，当身体免疫功能正常时做到"井水不犯河水"。另有一些微生物，不仅仅能与我们和平共处，对于人体来说还有不少益处，这在肠道菌群中就很常见。

生活在肠道的诸多肠道菌群，其中相当一部分是伴随人们终身的好伙伴。肠道菌群分很多种类，它们寄生在人体内，跟蛔虫等寄生虫不一样，它们对人体分解、消化、吸收食物起到了非常重要的作用。而且，一些有益菌群及其代谢物，能够有效抑制不利于人体的菌群的繁殖，是人体不可多得的帮手。

有学者用健康人的肠道菌群移植到有溃疡性结肠炎的患者体内，可以起到有效缓解疾病的作用。从这个角度讲，我们要保护好有益的肠道菌群。当然，保护的方式不是说杀灭有害菌群，保留有益菌群，而是让菌群之间保持动态平衡，进而与人体和谐共处。

怎样保持肠道菌群的动态平衡呢，简单说来，就是减少对肠道菌群的损害和破坏。比如我们吃的食物如果过于刺激，改变了肠道的环境，就可能引起肠道菌群紊乱，常见可导致腹泻、腹痛、胀气等症状，进而可能引起感染等问题。所以保持合理规律的饮食，其中一个重要作用就是保持了肠道菌群的平衡协调，这是保持我们身体健康的部分前提。

中国古话讲"一方水土养一方人"，其实从菌群的角度也能很好的解释。比如某人长期生活在一个地方，由于出差或旅居等原因到另一个地方，常常会水土不服，其中一个重要原因，就是相对稳定平衡的肠道菌群遭到破坏。由于地方不同，饮食习惯和水质也会不同，长期的某种结构的饮食和特定微量元素含量的水源，必定会使人体建立与之相适应的肠道菌群，如果这种相对稳定的饮食习惯和饮用水质发生变化，会对肠道菌群产生影响，肠道菌群的平衡就可能受到破坏，自然会导致腹泻等消化道症状。如果在一个地方生活足够长，肠道菌群重新建立新的平衡，于是就会"适应"新的环境，所以，我们出生、生长在哪里，不仅仅是文化生活习惯留在我们的记忆里，我们身体的菌群，也帮助我们留下了家乡的基因和记忆。有时，我们思念家乡故里，除了心理层面的因素，其实，身体也是想家的啊。

在肝病患者的治疗过程中，也要非常注意肠道菌群的调节。因为对于肝病患者来说，由于肝功能的下降，其分泌的胆汁成分也会发生变化，当其排泄到肠道时，必然也跟健康肝脏分泌的胆汁对肠道菌群的影响是不同的，长此以往，其肠道菌群的比例和特性也会发生变化，这也是肝病患者常常出现肠道功能紊乱的原因之一。在此时服用一些肠道菌调节剂，实际上主要是补充一些有益的菌群，使失衡的菌群比例能够最大程度地恢复正常，借此来改善肝病患者的肠道功能。中医在进行肝病治疗时，其实有一些药物成分证明并不能被肠道吸收进入身体起作用，这些药物也被认为是通过作用于肠道菌群间接发挥作用的。

## 13．三次换肝命难回的原因是什么？

在 ICU 的病床上，一个肝脏衰竭的患者经过一上午的抢救还是"走了"。这个患者曾是一个私营企业的老板，他有着顽强的意志，我们谁都没有料到他能撑这么久，但是他最终的宿命结局，也是在意料中的。其中的原因并不是说他的病无可救药，而是有他对自己的身体太过自信的原因。

这位患者去世的时候，他那已经衰竭的肝脏实际上已经是他移植的第三个肝脏了，不得不说这是难得一见的情况。患者本来身体不错，但正是因为仗着身体好，在生意场上大量地喝酒，据他自己说，他喝酒的多少和他生意的大小成正比。就这样，在不到五十岁的时候，他检查出了酒精性肝硬化，而且已进入失代偿期，门静脉高压、脾大已无法挽回，最好的治疗方式就是尽快进行肝移植，否则其他的治疗方式都只能维持，不能从根本上解决问题。

患者的意志力很坚强，他并没有被疾病打倒，生意还是照做。他是非常幸运的，几个月后他等到了配型成功的肝脏，肝移植进行得非常顺利，患者恢复得很快。两个月后，他自己说感觉跟以前一样了。这次的幸运伴随了他四年多，他的身体状态一直都很正常。但是这种幸运恰恰又是他厄运的开始，为什么呢，因为他对身体太过自信，觉得自己已经没事了，良好的身体状态似乎已经让他忘了自己是个四年前接受过肝移植还在吃抗排斥药的患者。

最让人担忧的事情发生了，他又开始喝大酒了，对于医生的劝告和家人的担心，患者豪爽地笑答："我自己有感觉，保证会控制好量的。"对于现在的身体，就像他在自己的生意场上一样自信。可是就是半年之后，他的肝脏又出问题了，这次很快进入了肝衰竭期，或许确实是上天对他有所眷顾，他这次在很短的时间内等到了配型成功的肝脏，也不得不说他的身体基础还是相当好，移植后的新肝脏又一次顺利地工作了，患者出院的时候开玩笑说："医生真是妙手回春，我的命也很大，这是我的第三条命。"

接下来他又重蹈覆辙，这位"命大"的患者居然在身体状况平稳两年后就又喝酒了，这次病情恶化比上次的时间要短得多，不能不说跟患者自己的任性所为有很大的关系。这次他在医院里维持治疗坚持等到了第三个肝脏，上手术台前，他说的是"我命大，天不绝我"，可是手术结束后，他就没再从 ICU 病房出来。

结果非常令人惋惜，这位患者应该是非常幸运了，能够三次等到肝移植，但他又是非常不幸的，他没有认识到配合治疗、遵从医嘱的重要性。每一名从事肝病临床工作的医生，总有类似的遗憾，尤其是面对酒精性肝病的患者，其实治疗最重要的原则就是戒酒，只要做到这一点，治疗的总体效果还是比较满意的，但是患者常常是因为在戒酒方面没有做到完全遵从医嘱，带来了很多的遗憾。所以肝病的医生和患者在充分沟通的基础上，加强患者治疗的依从性，是治疗过程中非常重要的一环。

## 14. 中药是怎么减肥的？减肥药会伤肝吗？

经常有年轻人想通过服用中药的方法来减肥，在他们的印象中，服用中药后胃口下降，同时排泄增多，就是比较有效的方式了，其实这是对中医减肥的一种误解。

其实中医如果用药物减肥，常用的方法就是增强脾胃的运化功能，这个运化，不仅仅是增强消化吸收功能，更重要的是增强了体内的能量代谢，虽然摄入量没有减少，但代谢量增加了，也就相当于消耗增加了，这样就不会导致体重的增加，因此服用中药的结果不是让胃口下降变差，反而因为消化功能的增强，食欲可能更好了，那么必须做到的是要自己主动控制食量。

当然中医也有另外一个思路来减肥，就是应用苦寒泄下的药物，一方面苦寒药会导致脾胃受纳功能减弱使食欲减退，另一方面苦寒泄下药物能够减少摄入食物的营养的吸收，通过这两个环节，也可以达到减肥的目的。市面上的一些保健品，也常采用药食同源的中药通过这个途径来减肥。尽管这种方法也会有一定效果，但是从人体健康考虑，并不是一种可取的办法。好的中医不会让患者只靠服用中药来减肥，最好的办法其实还是老生常谈，就是"管住嘴迈开腿"。

管住嘴自不必说，迈开腿从中医角度解释是因为中医认为脾主四肢，脾主肌肉，所以锻炼身体、活动四肢肌肉也是健运脾胃的重要途径。因此中医也会建议患者通过增强身体锻炼的方式来控制体重，保持健康。从现代医学增加能量消耗，减少糖、脂肪堆积的角度也很好解释，做到这两点，可以再辅助促进吸收代谢的中药调治，效果会更好、更健康。

不过，减肥药也有伤肝的可能。减肥药的原理，主要是减少营养能量供给，减少食物摄入。虽然通过自我管理也可以做到，但是很多人难以忍受节食带来的饥饿感，那么通过服用药物对正常的消化过程进行抑制是比较省力的选择。但这样做对消化系统是有影响的，如果有些减肥药物通过肝脏代谢，常有损伤肝脏的风险，轻者可出现腹胀、肝区不适等症状，严重的导致肝脏转氨酶增高、黄疸，甚至出现肝脏衰竭，如果治疗不及时，可能危及生命，得不偿失。

因此，通过运动与饮食调节相结合的方法，再辅以药物治疗，才是科学安全的减肥方式。减肥需循序渐进，万不能急于求成。

## 15．情绪不佳时怎么办？

经常在诊疗过程中摸脉时，会感觉患者肝气郁滞得很厉害，问他是不是压力很大、很想发怒，得到的回答往往是肯定的。现代人压力大，老想发脾气、发火是很多人常有的经历，那么有了脾气、生了气是发出来比较好，还是憋在心里自己慢慢消化比较好？从中医角度讲，情绪宜疏不宜堵，更不宜发。

有人觉得有什么愤怒或抑郁的情绪堵在心里非常难受，发完脾气后觉得会舒服得多，心里的憋闷感会一下子减轻了。其实按照中医的观点，肝气需要条达疏泄，堵或压制肯定是不行的，这跟大禹治水的道理是一样的，那发出来行不行呢？

中医有"火郁发之"的说法，因此有的朋友就说了应该发脾气或打人偶沙袋让郁闷发泄出来。其实中医说的"火郁发之"，指的是对火热一类病症的治疗方法，可以采取用辛散的药物发散的方法来治疗，并不是说发怒的意思。

从中医角度讲，通过发怒的方式排解情绪，就会使肝郁化火，对人体五脏六腑都是不利的。大家生活中也会发现，如果老是通过发怒发脾气的方法来舒缓压力，压力会回来得越来越快，而且自己发脾气、发怒会越来越难以控制。而从西医的角度讲，人发一次脾气导致身体内分泌的紊乱和代谢产生的废物，需要很长时间才能恢复正常，而且发脾气对别人造成的伤害，形成人际关系的裂痕往往更难恢复。

剩下的办法就是疏泄情绪了，那么通过什么方法来疏泄呢，中医建议是利用你的嗜好。当人有压力或郁闷情绪的时候，你可以去做你最喜欢做的事情，比如朋友们一起去唱唱歌，大声吼几嗓子；一起打打扑克，相互调侃交流一下都是比较文明健康的疏泄方式。如果这样还难以排解的话，可以用中医的药物来疏肝理气，尽量减少这种抑郁的情绪对身体造成的伤害。

## 16. 一边吃枸杞一边喝酒算养生吗？

中医在中国有良好的群众基础，中文词语的通俗易懂也是其中一个原因。要是在欧美等发达国家，非医学行业的人对很多医学术语都听不懂，在中国，几乎不存在这个概念。现代医学英文翻译成中文时，百姓理解起来并不像西方国家人民理解起来那么困难，比如"高血压""脑血栓""心绞痛""肝性脑病"这些高难度的医学英文单词翻译成中文时，百姓很容易就能理解，即便是望文生义，也不会有大的偏差。对于中医的诸多概念和术语，更是如此。中国老百姓对"阴虚""阳虚"的概念，理解起来完全没有障碍。

因此经常会有一些患者道听途说了一些中医概念和中医的养生方法，就开始将自己对号入座。比如有位脂肪肝的患者经常熬夜，有时还喝点酒，身体出现了不适。中医认为熬夜会"暗耗阴血"，同时酒精是"湿热之品"，也有伤阴的弊端。这样时间久了，人体之阴就会损伤而出现阴虚的表现，比如眼干、手足心发热、心烦等，我们给他的建议是经常少量食用枸杞等养阴之品，同时控制饮酒。

过了一段时间又碰见他了，一摸脉象，感觉并没有恢复的迹象反而有点加重，他说吃了两个月的枸杞，明显感觉有一段时间非常舒服。但是工作原因，平时应酬比较多，喝酒量比较大，而且熬夜比较晚，他就把服用枸杞的量加大了一倍，认为既然熬夜喝酒多了会加重阴伤，就多吃枸杞补回来。结果是加量吃了一段时间枸杞，觉得很难受，不是嗓子有痰，就是小便黄赤不适，还时有两腿发软。

我们为了让他理解，就打了个比方，告诉他人体可不是汽车的油箱，这边耗油多了，我只要多加点油就行了。首先你得考虑你吃进去的枸杞能不能消化吸收的问题，这还只是其中一个方面；另外喝酒喝得太多，湿热内存，加大滋阴的枸杞的量反而可能会助湿生热，湿热内困，就会产生这样那样的不适。

后来，我们再给患者一些饮食保健建议时，常常会多加一句告诫：即使是药食同源的中医辅助调理，也不要自己随意调整，一些中医药食同源的食品，长期使用，也会造成身体的不适或损伤。

## 🌿 17．为什么到点就该吃饭睡觉？

人生活在自然之中，自然界通过数以亿年对生命体的影响来控制着我们，控制的方式就是人体的生理节律。从西医的角度讲，人体的新陈代谢、内分泌的水平，一天之中都会有高有低。从中医的角度讲，经络气血的运行，会随着昼夜时辰的变化而有盛衰的不同，人类的活动必须遵循这些规律，否则就会出现问题。

中医的经络循行跟一天 24 小时的对应关系是，子时（23 点至 1 点）胆经，丑时（1 点至 3 点）肝经，寅时（3 点至 5 点）肺经，卯时（5 点至 7 点）大肠经，辰时（7 点至 9 点）胃经，巳时（9 点至 11 点）脾经，午时（11 点至 13 点）心经，未时（13 点至 15 点）小肠经，申时（15 点至 17 点）膀胱经，酉时（17 点至 19 点）肾经，戌时（19 点至 21 点）心包经，亥时（21 点至 23 点）三焦经。

从这些时间与经络的对应关系就可以看到，夜晚11点到凌晨 3 点，这段时间是胆经和肝经循行的时间，这段时间人体应该进入睡眠状态而濡养肝胆之气。如果这段时间没有进入睡眠状态，人体肝胆经脉之气不仅没有得到濡养，反而因为熬夜而阴精暗耗，到了第二天摸脉象的时候，就会明显发现弦细的脉象。又如早晨 5 点到 7 点之间，是大肠经经络气血循行旺盛的时候，所以多数人在早晨起床的时候会有便意，而且常常在这个时候排便，形成习惯之后，定时排便也比较通畅。到早晨 7 点到 9 点的时候，是胃经气血充盛的时候，这个时候需要吃早餐，否则对胃经气血影响比较大，对于身体健康也是不利的。9 点到 11 点呢，是脾经的旺盛时刻，这个时候应该是消化功能最健旺的时候。

从这些经络运行的节律可以明白，为什么人类是一天吃三顿饭，每天都要在一定的时候睡觉，这不仅仅是习惯的问题，而是自然界给人体运行设置好的"程序"，如果人体不按这个程序运行，就一定会出现问题。

然而有时候工作和生活迫使我们很难按照上述的时间节律形成健康的节奏，这个时候，就得思考权宜之计了。比如，有些学生要复习考试，必须复习足够的时间才能保证效果，才可能取得好的成绩，就只能熬夜到夜晚 12 点之后才能睡觉，然后 6 点、7 点又起来继续一天的"战斗"，这样持续时间长了，不仅对健康不利，学习效率也会逐渐下降。像这种情况，我们按照中医的理论采取的办法是，让他们睡觉时间前移，尽量 11 点睡觉，然后起床时间提前，5 点或者 5 点半起床来完成学习或者工作计划，当然偶尔会有必须前一天完成的情况，但毕竟是少数，睡觉时间提前的方案整体上还是可以实现的。

通过上面的这种调整，患者反馈的情况是，经过这种学习或者工作时间的改变，没有出现像之前疲劳、困倦、记忆力降低的情况，尽管睡眠的总时长是一样的，但整体状态比晚睡要好得多，说明了按照中医经络时间巡行节点来作息还是大有裨益的。

对于肝病患者，熬夜是尤其要避免的事情。临床上经常见到自身免疫性肝病的患者因为熬夜病情明显加重的情况，所以肝病的患者，更要按照中医经络循行的时间点来调整好作息，这样，才能让肝病保持稳定向好的状态。

## 🌿 18. 能吃能睡就是身体好吗？

在人们讨论健康问题的时候，常常会听见有人说谁谁能吃能睡身体好。的确，能吃常被认为是消化系统好，能睡常常被认为是身体没有什么不适，神经调节系统正常。但是我们在临床上看到能吃能睡的人也常有这样那样的毛病，这是怎么回事呢？

首先说说能吃，能吃并不一定能消化和代谢，中医将这种情况称为"胃强脾弱"，就是吃得不少，却不能很好地消化代谢。有人说，谁谁谁吃得好消化好，喝凉水都能长肉，其实这正是因为脾运化功能减弱，跟别人吃进去同样的脂肪，当代谢功能正常的人以能量消耗的形式代谢掉的时候，"胃强脾弱"的人却常常是代谢不掉而变成人身体的脂肪贮存在自己的身体内，这样的胖跟肌肉发达完全不是一种情况。所以，喝凉水都长肉并不是一种健康的表现，反而该好好检查看看是不是会有"代谢综合征"了。

关于睡觉，有些人是一沾床就能够睡着，让失眠的人感到很羡慕。但有一部分人虽然睡眠很容易，但当他第二天早晨醒来的时候，并没有觉得很解乏，常会觉得头脑昏昏沉沉，而且白天也想睡觉，实际上这种情况在《黄帝内经》里描述为"因于湿，首如裹"，就是体内痰湿过重导致的问题，这种睡眠并不是正常的。正常情况下，睡眠状态是人体组织器官修复而恢复精力的过程，中医认为这个过程中"阳入于阴"，人体"营卫调和"，人体因此能够保持阴阳平衡，经过睡眠后，第二天神清气爽，精神抖擞。

如果一个人痰湿过重，"阳虽入于阴"，但因为"痰湿"的存在，不能达到阴阳调和，身体没有得到很好的调整修复，看似睡了很长时间，其实效率是很低的。肝病患者常常出现睡眠不解乏的原因也是类似的，在重症肝病患者，有时候还会出现嗜睡的现象，其实常是因为血氨升高导致的。所以，对于吃和睡，不只是简单停留在"能吃能睡"的层面，而是要用"吃得对，吸收好，睡得香，精力旺"来作为标准衡量。

## 🌿 19．不合适的养生还不如不养生，对吗？

如今不知从哪一天起，好像突然进入了一个全民养生的时代。原来养生似乎是退休后老年同志的专利，现在职场工作的年轻人也热火朝天地加入养生队伍，一时间，街头巷尾，茶余饭后，聊得最多的，不是房价，就是养生了。

让西医专家很无奈的是，养生是为了防病，但病了就想的是康复，本来西医的很多疾病的知识是很有利于我们养生保健的，但那总是跟疾病搅和在一起，似乎养的不纯粹似的，所以许多人并不遵从。

养生之所以火，跟生活水平提高有关，多数人吃得饱了，吃得好了，关心的重点就不是口腹之欲。谁不想活得好，活得长呢？活得好可能是钱的事，活得长恐怕主要还不是钱的事，加上对一些青壮年猝死的新闻事件的不断发酵，人们对自己身体的关注应该是超出了之前任何一个时期。不管是书店，还是网络，关于养生保健的区域总是很火。那么问题来了，养生方法良莠不齐，大多数人不是医学专业的，鉴别起来恐怕不那么容易。

由于养生知识的参差不齐又不好鉴别，加上人们对此事又容易盲从，动不动就形成一种一窝蜂似的学习某种养生方法或服用某种保健品的风潮。许多肝病患者十分重视养生，就更容易陷入养生误区当中。首先可以确认的一点就是，养生跟流行无关，如果说某种养生方法时下很流行，这件事听起来就不怎么养生。真正的养生如细水长流，经得起时间的检验。将一种简单而有效的保健方式进行到底，决不能是一哄而起的形式。

中医养生有几千年历史，几千年历史沉淀下来的养生方法，当然有精华，但是也有糟粕。在古代，有的养生是为了追求"长生不老"，以此为目的的养生理念及其方法在现代看来当然是不可取的，比如炼丹术、魏晋时期的"服石之风"，不仅无益于养生，对健康还有极大的损害，现代也不会采用。另有一些养生功法，属于比较难断定其利弊的，比如现在时有沿用的"辟谷"养生法，从养生思想来说，这种方法起源于道教。"辟谷"一词，顾名思义，就是回避人间之谷气，以修炼成仙之道，从这个角度讲，它本来的目的也不一定就是养"生"。但是现代医学的一些研究发现，类似于"辟谷"方法的轻断食，对于激发人体的潜在能力、提高机体应激适应能力，可能有所帮助。所以，类似于"辟谷"的养生方法，我们应该科学对待，如果要尝试，也要在保证安全的前提下进行。

另外，在养生的参照方面，人们还喜欢用一种简单直接的办法，就是谁活得长听谁的。至少活那么大岁数了，总得有点经验。于是，探访百岁老人以及请教其日常生活的经验是现代的健康媒体趋之若鹜的事情。我们经常听到，某地的百岁老人多，就会有人去打探那里的山山水水是不是适合养生，甚至不远千里去饮用那里的泉水以增进健康。实际上，对于养生来说，这些做法不一定是有效的。中医认为，每个人的情况不同，如果考虑地域、人种甚至基因的差异，那更是千差万别，不可能用同一种方法养生保健。所以，养生的根本原则还是要"因人制宜"，就是根据自己的具体情况选择适合自己的养生方法。

天下没有两片完全相同的树叶，当然也不会有适合所有人的养生方法，养生要针对每个人的具体状况。比如阳虚的人，可以用温阳的食物养生，那么这些食物，对于阴虚的人，长期食用，反而是有害的，就如中医古话说的，人参不对症，其害如砒霜！

对于肝病患者，更是如此，在道听途说一种养生方法的时候，最好是到有经验的医生处咨询一下这种方法是不是适合自己，尤其是对于打着养生旗号的保健品，更是要擦亮眼睛。记住，只选对的，不选贵的。

## 🌿 20．患者间也会相互影响吗？

说起疾病的治疗，大家首先想到的是医生的治疗方案，然后就是患者的配合情况。要说出疾病本身及治疗之外，还有什么能影响疾病的恢复的话，大家会想到家人的照料和朋友的关怀所带来的精神作用对患者的好处。不过，有一个方面是常常被忽视的，就是患者之间的相互沟通及影响。

这种情况在肿瘤患者中最为常见。我们曾经遇到一个患肝部肿瘤的患者，在进行手术治疗还是保守治疗之间徘徊。对于她所患肿瘤的具体情况，手术治疗和保守治疗各有利弊，很难说哪个治疗更好些，所以患者自己的选择就变得很重要。医生把每一种治疗方案的利弊都详细告知给她后，需要她自己进行选择，家人的意见也是表示完全配合她的选择，这时候她的压力当然是很大的，于是病友间的聊天成为她选择的一个重要参考。

起初她的选择是保守治疗，因为周围有病友告诉她手术的风险太大，万一手术进行得不理想，后期的生活质量会很差，而且手术后的复发风险也很大，加上她自己的身体状况也不是非常好，手术后的恢复也可能是个问题，听了这些，她决定进行保守治疗。做了这个决定后没过几天，又有病友告诉她，肿瘤在体内终归是个定时炸弹，还不如冒点险早点切掉，省得成天提心吊胆，觉得有个坏东西在自己身体内心里老会不痛快，听了这样的劝告，她又想改变主意。就这样，隔三岔五地跟其他病友聊天后，她的决定又会有所动摇，来来去去二十几天还是没有拿定主意，最后是因为与同病房的肝癌患者聊天后，看到积极治疗并获益的人更多一些，她最终还是选择进行了手术。

另外有的患者就不一定这么幸运，经常有本该进行积极治疗的肝癌患者，误听误信某个偏方可以完全治愈肝癌，就放弃了其他治疗，以至于耽误了病情。我们对于偏方及其产生的疗效并不应该完全否定，但是从人群总体看，偏方之所以称为"偏方"，不称为"正方"，也可能是因为它适宜的病种和人群不能涵盖相关疾病的主体人群。所以，对于肝癌等疾病的治疗，要注意与患者沟通到位，解释透彻，尽量避免患者之间的不全信息交流导致其作出不利的选择。

## 🌿 21. 指标和感觉哪个重要?

在慢性肝病的治疗过程中，患者是需要长期服药、定期复查的，但是一些患者在遵循医嘱方面做得不太好，一些患者在服用抗病毒药物时，喜欢根据自己的感觉断断续续地服药，这样就会出现一些风险。而也有些慢性肝病的患者，非常听医生的话，定期检测肝功能，每天坚持服药，一直把指标控制得比较好。但是在这些患者中，也有人经常出现这样那样的不适感觉。于是他们经常会问，判断疗效到底是看指标还是看感觉啊？

这个问题在中西医的医生那里得到的回答也许会不一样。指标和感觉两个方面，西医更重视检验指标，而中医，更为关注患者的感觉和生存质量。其实，在现代，指标和患者的感受应该都很重要，如果要对肝病患者实现一个良好的治疗，应该是两方面都能达到好的效果才是最理想的。

西医看病非常讲究客观性，这种思维方式就使得看病的时候会把患者的主观感觉放在第二位。在疾病治疗前的评价和疾病治疗后的评价系统中，指标是要占主导地位的，如果一切感觉良好，指标没有达到标准，就不能说治疗效果是好的，但如果指标达到要求，患者仍有不适，也可以说明治疗效果比较好。

西医诊疗的这种评价系统强调了客观，这跟中医诊疗略有差异。中医看病，往往主观症候也是判断疗效的标准，当然这样问题就在于也许患者指标并没有变化，但治疗被认为是有效的。比如一个肝癌终末期的患者，失去各种治疗机会不得已采用保守治疗时，患者因为肝癌的存在出现了诸多的症状，服用中药汤剂治疗后症状都明显减轻，但是从影像学肿瘤并没有缩小，按照这个标准，中药对于这名患者的肝癌的治疗来说可以是无效的。但是由于肝癌导致的各种症状解决了，因而可以认为中药又是起到了治疗作用的。所以在现代的医疗背景下，我们可以修正对于疗效评价的认知。简单来说，可以用下图来解释疗效的评价问题，会更为客观。既要患者主观感觉症状有所减轻，又要能够达到客观的指标恢复正常，这样对患者可能更加有利。

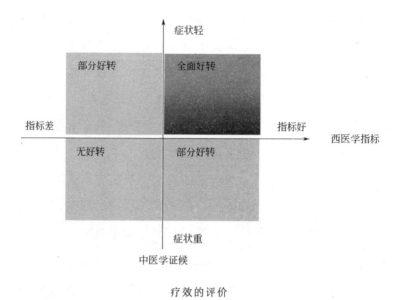

疗效的评价

## 🌿 22. 对于西医仪器应采取什么态度？

中医在看病的时候，时常会受到患者的考验，看看你是不是能通过摸脉象就能够知道他的疾病所在。当你通过望闻问切四诊之后还想要看他的检查结果时，患者就觉得你的中医不纯正似的，开始怀疑你的中医技术。

在肝病患者的中医诊疗过程中，当然需要参考现代指标，但是需要向患者解释现代看化验单、看各种检查报告的必要性。

目前中医也不是把现代技术的实验室检查仅仅当作简单的参考，而是提出将基于现代科技的化验、影像等检查当作中医四诊的延伸，通过中西医诊察的对应性观察，发现二者可以互为参考。比如，胃镜检查所见的胃黏膜苍白能够与中医舌诊的舌色淡白建立对应，随着研究的深入，那么胃镜检查就可以作为中医辨证的一个延伸，一些专家称之为"微观辨证"。诸如此类的，这种关联对应的研究越来越多的时候，也会是中医辨证要素的丰富，是有利于中医临床治疗的。

借用西医仪器进行微观辨证的观点，我们觉得是不错的理念，这种理念抛开了中西医的门户之见，将西医的先进技术运用于中医，使其有助于中医的诊疗，何乐而不为呢？

其实在现代这个社会搞中医，想抛开西医的实验室检查、仪器检查，也几乎是不可能的。看病的患者中，都或多或少进行了西医的一些检查，可以给我们提供参考。当然要特别注意的一点是，我们的思想千万不能被这些化验、检查以及诊断结果所左右。被它左右了，我们的中医辨证论治就可能受到牵制，甚至很难再用中医的思维思考了。

比如肝病患者到肝硬化时期很容易出现血红蛋白的下降，但是不能因此就认为患者肯定有"血虚"症候，也更不能因此而采用"补益气血"的诊疗原则和方药。而是以"衷中参西"为指导思想，必须具有中医"血虚"的证据，才能够在中医的诊疗体系内诊断为"血虚"，进而施以对应的理法方药。

## 23. 世界上存在完全健康的人吗？

常有肝病患者说，我以前从没有感觉到不舒服，我觉得自己很健康，怎么会突然查出肝病呢？

中医强调上工"治未病"，在西医的概念里，这个说法是有着逻辑上的矛盾的，既然没有病，何谈治疗，既然治疗了，肯定得针对什么东西，那就不是没有病了。

治未病包含的含义有：未病先防、欲病救萌、已病防变、病后防复几个方面。对于后几个方面我们不用过多解释，因为比较好理解，就是"未病先防"我们需要进一步理解和说明。

未病先防之中，预防可以说有两个方面，一方面常见的是传染病的预防，对于一些传染病，不论我们的身体健康与否，只要接触了传染源，我们都可能发病，这个意义上的治未病跟西医的预防是一个道理。中医未病先防还有一些跟西医不同的是，中医理解的"病"跟西医理解的广度和深度的问题。

西医诊断一个疾病，靠症状、体征结合检查结果来判断，没有症状、体征，有检查结果异常也可以诊断。但有症状，没有体征和检查结果的支持，很多情况下就被称为亚健康，亚健康就不是病，不是病就不会进行治疗。

在中医眼里，亚健康就是病，亚健康与西医所讲的病之间并没有一个清晰的界限，亚健康不施治，很有可能发展成为西医所说的"病"的阶段。

实际上大多数人都处于或在某一段时间处于亚健康状态，真正的完全健康的人是极少的，即使所谓完全健康的人也很难说他从未在某一个阶段出现过什么不适。

亚健康的很多症状中医通过望闻问切都可以进行辨证论治，针对亚健康的不适，可以运用中医的理论进行针对性调养，可以是运动锻炼，可以是调节饮食，可以是服用汤药，也可以针灸推拿等。经过调治（实际上也是治疗，但如果是运动或饮食，说是治疗往往不被接受，而且这种运动或饮食的建议也不会有一种通用的方法，必须是因人因证而宜），人处于偏颇状态的身体状况就会得到改善，这种状态不再继续积累下去，也就不会从量变到质变而出现"病"。

## 🌿 24. 什么是好的饮食？——回归自然最健康

每次接诊肝病患者，最常被问到的问题，就是"我应该吃什么？什么才是好的饮食？怎样吃才最安全？"

不知从何时开始，我们的周围似乎危机四伏，从超市里选购商品的时候，总是担心哪些成分会不会对身体造成损害，我们总是要花很多时间关注食品安全的问题。

想想以前物质并不像现在这么丰富的时候，人们对食品的安全并不太担心。当然有人会说，那个时候我们保护健康的意识并不像现在这么强烈，健康知识也不像现在这么丰富。但有一个问题是，人们的健康状况是不是比以前好了呢，可能没有人敢给出肯定的回答。

在这个饮食也越来越多元化的时代，作为普通百姓，多数人不可能具备化学家、医学家那样的专业知识，要想准确地知道哪些食品会对身体造成不好的影响，几乎是不可能的。就算是专家，把握起来恐怕也有难度，那么是不是就只能坐以待毙呢，也不是，中医的传统里自古就崇尚自然，把这种崇尚自然的健康理念运用到日常生活的饮食保健中，在这个食品物质纷繁复杂的年代，可以以不变应万变，执简驭繁。

《黄帝内经》里面说"谷肉果菜，食尽养之"，说明了日常生活中应该经常吃的东西是什么，就是"谷肉果菜"。那么既然要崇尚自然，当然就是人类加工的痕迹越少越好了，掌握了这个原则，就可以把食物分成一些类别，越是自然的食品，越是要多吃，加工程序越多越复杂的食品，越要慎重选择。所以像腌制、熏制的食物，实际上是在以往没有冰箱，又没有广泛应用防腐剂等保存条件的时代，人们为了延长保质期而采取的措施。那么现在主要是为了满足口味的需要而制作，这类食品自然跟新鲜的食品不太一样，研究也表明腌制食品如腊肠、咸菜、泡菜等都会因为亚硝酸盐含量过高而诱发癌症。所以我们不应该把这类食品当作每餐的必备食品，如果长期食用，肯定对健康形成不好的影响。

另外像一些休闲的食品，我们常把它们称作"零食"，实际上就意味着不能把其当作正餐，否则像肥胖、糖尿病就可能离我们越来越近。作为饮料的选择，白开水是最天然的，也是补充水分最好的饮品。其次一些饮料也认为对健康有益，比如适当饮用咖啡、绿茶，多数的研究认为它们有益于健康。当然为了口味，也可以喝喝果汁等，但是现在也认为鲜榨果汁会破坏水果中的维生素，减少纤维素的摄入，又会使果糖过快过多摄入，也不是一个很好的选择，但毕竟比加工过的果汁更接近自然，更少有人工添加剂。

另外需要说明的一点是，由于科技的发展，人们保存新鲜食品的技术越来越多，冰箱的发明、保鲜膜的出现，延长了食品的保质期。人们越来越多地使用冰箱和保鲜膜，其实并不是一个好现象。那么我们应该学会掌握一个度，冰箱和保鲜膜应该用在实在是吃不完又不能浪费食物的时候，千万不要把冰箱、保鲜膜当成保险箱、保险膜，这些只是延缓食物变质速度，并不是防止食物变质。有些细菌，如李斯特菌，反而容易在这种环境下繁殖，有不少报道吃了冰箱里放的西瓜导致李斯特菌感染甚至发展到脑炎的情况。所以为了健康，既然很难确切地知道加工食品对人体到底有多少不利之处，不如采用一个简单的方法，就是尽量每餐都吃最新鲜最自然的食品。

## 25. 吃水果也大有讲究？

《黄帝内经》告诉我们"五果为助"，意思是说日常的饮食要在做到饮食均衡、合理搭配的时候，要适当食用水果，才能做到营养平衡，保持身体健康。现代人已经认识到经常食用水果的重要性，吃水果的热情也逐渐增长，这对于因食用脂类食品过多的现代人预防高血压、高血脂等疾病，的确是有所裨益的。

食用水果的确能补充人体所必需的维生素、微量元素、膳食纤维等，但是中医认为吃水果还不仅仅只是关注以上内容，还有许多方面需要注意。

拿吃西瓜来说，夏季天气炎热，人体因为气温高而大量排汗会消耗较多的体液，中医称西瓜为"天然白虎汤"。白虎汤是中医治疗阳明热盛出现大热、大渴、大汗等症的主要方剂。之所以称西瓜为"天然白虎汤"，是因为中医认为西瓜属寒凉之品，夏天的时候食用，可以有清热解暑之功效，其功效类似于中医"白虎汤"。

现代人们食用水果跟过去几千年都不太一样，主要原因是人类培育技术的进步和储存方式的改进。在古代，水果具有明显的地域性、时令性。像古代北方的杨贵妃要吃上南方的荔枝，要花上巨大的代价，不是普通老百姓能够实现的。在现代，天南海北的水果，在全程的冷链运输过程中，完全能够保持新鲜。所以我们能够吃到不同地域的水果、不同时令的水果。但是我们需要思考一个问题，现代商业做到了能够实现这一切，可我们身体做好准备适应这一切了吗？

还是拿西瓜来说，以前随着秋天的到来，西瓜总有"罢园"的时候。作为人体自古以来形成的对西瓜的适应性，从中医的角度讲，夏季炎热时可以食用，到立秋时节，天气开始转凉，食用西瓜的频率和次数就要减量了，否则会损伤脾胃阳气，导致消化系统功能障碍，如出现腹痛、腹泻等症状。同时需要注意，即使是夏季当令，遇到连绵阴雨的偏凉天气，或者是经常工作在空调开放环境下，也要减少食用。

即使是在夏季的时候，中医认为有些人也是不宜食用西瓜的，就是中医所说的"阳虚"的人。因为机体阳气处于偏虚状态，脾胃阳气多弱，如果食用西瓜过多，会使阳虚更为严重，会出现腹部胀满，食物难以消化，甚至会出现腹痛、腹泻等症状。这类人群有可能是现代所说的某些食物不耐受人群或者肠道菌群比较不稳定的人群，在吃某些水果的时候容易不耐受或者导致肠道菌群紊乱而出现一些特定的证候，从这个角度讲，这类人群也是应该避免部分水果的摄入。

此外，对于水果的寒热温凉的含义，水果是否榨汁食用的利弊，可以在"肝病中医饮食养生及其原理解析"相关章节找到答案。

## ✿ 26. 酒真的一滴也不能喝吗？

一些研究报道可能会对喜好饮酒的人们是一个打击，报道称，只要饮酒，就会增加肿瘤的风险。但是跟抽烟一样，饮酒在人们的生活中恐怕还不能杜绝。在夏天里，很多朋友特别喜欢的一件事就是闲暇时候来点小酒小菜，感觉既爽口又惬意。作为个人爱好的一部分——饮酒，有很多话题要说，这里主要从保持健康的角度出发，说说哪些人不适合饮酒，而哪些人可以少量饮一点酒。

首当其冲不能饮酒的就是不能代谢好酒精的人，这类人包括对酒精过敏的人，也包括先天遗传肝脏里缺乏分解酒精的酶类（乙醇脱氢酶、乙醛脱氢酶等）的人。对酒精过敏者是只要饮料里含有乙醇，不管量大量小，都会起反应；而第二类人比较多，就是肝脏里缺乏乙醇脱氢酶或者乙醛脱氢酶，可以代谢部分酒精。

一个人酒量的大小，跟乙醇脱氢酶或乙醛脱氢酶有很大的关系。人有高矮胖瘦，所以肝脏的大小体积就不一样，对于大多数人来说，假如单位体积肝脏里的这类酶含量一定，那么自然就是又高又壮的人酒量就大了。但恰恰受遗传等因素的影响，每个人身体乙醇脱氢酶的含量有很大差异，所以很难从体形估计一个人的酒量，再加上一些影响酶活性的因素如精神状态、营养状况等就更复杂了。

那么是不是只要不是酒精过敏和不是相关酶缺乏的人，就可以随意饮酒呢，当然不是。比如对于有痛风病史的患者，饮酒是使病情加重的危险因素，这种情况就应该戒酒了。

另外，我国是一个乙肝大国，相当一部分人都是 HBsAg 阳性，因为酒精主要经过肝脏代谢，而且酒精本身对肝细胞有损害，如果持续饮酒，会加剧肝脏的损害，有研究明确证明了饮酒会加速发展为肝硬化、肝癌，所以各种肝病的患者，应该绝对戒酒。

有"三高"（高血压、高血糖、高血脂）的人，体内代谢功能处于紊乱状态，这一类人不应饮酒。"三高"的人，在中医理论认为多是由于"痰湿""湿热"在体内聚集，久之形成了一定的体质类型，如果这个时候还不戒酒，作为"湿热之极品"的酒进入人体之后，就会使这种代谢紊乱的状态更加难以控制。所以如果自己是"三高"人群，或者指标还没有到达"三高"，中医诊判已是"痰湿体质"或"湿热体质"的人群，要早日戒酒。此外，因为酒精对男性的精子的质量、数量有明显的影响，所以只要是准备孕育下一代的男性，要从有计划开始滴酒不沾。

有些朋友要问了，喝酒对哪些人会有益处呢，这个可以从酒的功用来探讨。在中医里，酒实际上是一个重要的药引子，对于体内有寒有瘀的人，只要不是对酒精过敏，少量的酒可以驱寒散瘀，具有一定的治疗功效。

比如有些女性冬天手脚冰凉，腰腹怕冷，按照中医辨证属阳虚的，适当饮一点低度酒如黄酒可以温阳散寒，会明显缓解上述症状。有些疾病，中医常常用酒来泡制药物，达到增强治疗效果的作用，当然这样泡制之后，酒已是药物的组成部分，严格来说与日常饮酒就不一样了。总之，饮酒的是与非，不是一句戒或不戒就能了结的，我们要根据自己的具体情况，具体问题具体分析来灵活决定。

## 🌿 27．人体也要祛湿防霉？

中医认为外部影响人体导致疾病发生的因素叫邪气，其中最常见的六淫邪气包括风、寒、暑、湿、燥、火。如果从现代的认知看，为了理解的方便，可以从以下几个维度来对中医的六淫建立感性认识。

六淫用现代科学的语言可以从"空气流速""空气温度""空气湿度"来对六淫进行理解:"风"就是"空气流速快",合并"空气温度高"叫"风热",合并"空气温度低"叫"风寒",合并"空气湿度高"叫"风湿"。"寒"就是"空气温度低"的情况,合并"空气流速快"叫"风寒",合并"空气湿度高"叫"寒湿"。"暑"就是"空气温度和湿度都比较高","湿"就是"空气或环境湿度特别高","燥"就是"空气湿度特别低","火"就是"温度极高而湿度极低",用这种方式细化六淫的认识,虽然不完全准确,但是相对客观好理解一些。

其中夏季多湿的气候特点会引起相应的疾病发生,同时,中医认为人与自然相应,自然界的湿气叫外湿,人体内部也可产生湿气,叫内湿。不管外湿内湿,产生之后影响人体的症候表现是类似的,《黄帝内经》称为:"因于湿,首如裹,湿热不攘,大筋短,小筋弛长,短为拘,弛长为痿。"

由于肝病患者从整体的辨证类型来说,与中医的"湿"的关系表述最多,所以从"湿"的角度来谈谈湿与人体健康的关系。外湿的产生属自然界的水湿一类物质循环异常所致,如居住的环境湿度大,或气候特点导致空气湿度高等。对于人体而言,取类比象自然界的湿气,如果出现了具有重浊、黏滞、趋下等特性的病理表现,中医往往认为与湿相关。如困倦、乏力、肢体酸困沉重;纳呆泄泻、水肿胀满;黄白带下、脓痰浊涕、疮疡、湿疹等,舌质会出现齿痕,舌上面的苔白而厚或腻,脉象是特征性的濡脉为主。

虽然这些症候表现没有特异性,但中医认为久而久之会产生慢性病，现代科研将中医认为的湿邪与糖尿病、脂肪肝、高血压等代谢类疾病建立联系。从中医治未病的角度，祛除人体的湿就能够减少湿邪相关疾病的发生、发展。

根据人体的脏腑理论，凡是跟人体水液代谢相关的脏腑出现器质或功能的异常都可影响水液的代谢障碍而出现内湿。那么脏腑中水液代谢主要就是肺、脾、肾三脏，通过脾主运化水湿、肺主通调水道、肾司二便的功能形式来实现的。

所以，从对治的角度讲，要避免人体受湿的影响，对外湿来说，就是避免居处的潮湿。中医祛除体内的湿主要包括两个方面，一是减少来源，二是增加湿的出路。

根据脏腑的功能，减少来源方面，一些容易影响脾的运化功能、本身就助湿的食品我们要少吃，中医归纳为"肥、甘、厚、腻"。其中，"肥"可以理解为含脂肪多的食物，如各种肉类；"甘"可以理解为各种含糖的水果或饮料等；"厚"可以理解为饮食佐料添加较多的食物；"腻"可以理解为奶油、奶酪等高热量不易消化的食物。这些食物一方面本身"助湿"，另一方面影响脾运化水湿的功能间接"生湿"。那么人体如果出现了前面说的内湿表现的时候，可以主动减少这些食物的摄入，从而减少食物"助湿""生湿"的来源，另外就是通过食疗和药疗来恢复脾的运化水湿的功能，比如冬瓜、薏苡仁、陈皮、山药等都有健脾利湿的作用。

增加湿的出路方面，就是通过食物或药物增加肺、脾、肾三脏的功能，或者通过运动锻炼出汗来排湿。药物治疗需要找专业的中医开具方药来调理，上述食物即健脾又能利湿，其实也是增加湿的去路。

人体排汗是一种很重要的调节内湿的功能。发汗可以通过运动来实现，因为中医认为"动则生阳"，如同自然界阳光祛除雾露湿气一样，另外也可以通过温性饮食比如干姜、花椒等饮食佐助来实现。从养生防病的角度讲，更推荐加强运动锻炼，既可以直接排汗，又可以间接通过锻炼加强肺、脾、肾等脏腑的功能来加速湿的运化代谢。

## 28．肝病患者祛湿与常人有什么不同呢？

外湿内湿产生之后都会对肝病患者产生影响。尤其是夏秋季交替时，外界暑湿明显，肝病患者由于消化功能下降，实际上更容易产生"湿"的表现。如果肝病患者饮食不当，就更容易产生腹泻、胃口差、倦怠无力等与湿邪相关的症状。

从中医角度，脏腑中水液代谢主要就是通过肺、脾、肾三脏，那么肝病患者为什么也很容易出现"湿"的代谢异常呢？中医认为这个过程是先有肝郁脾虚，然后影响脾主运化水湿功能，进而影响肺主通调水道、肾司二便的功能，导致了湿邪的出现。

中医祛除体内的湿主要包括两个方面，一是减少来源，二是增加湿的出路。在肝病患者也是同样适用的，并且更要严格地遵循。

肝病患者的"湿"更容易体现出来，如肝病患者由于合成功能低下，血浆白蛋白降低，导致血浆渗透压的下降，可以导致肢体的水肿。也可以因为腹腔渗出液的增加而产生"腹水"，这些都是"湿"的严重形式。可以说，肝病患者的湿的程度，与一般疾病"湿"的程度，只会有过之而无不及，从这个角度讲，肝病更是时刻要把祛湿作为一个治疗的重点。

一般脏腑只是湿的祛除，既然包含减少来源和增加出路两方面，那么肝病患者的"湿"也需要从这两方面出发，但是需要更加细致和严格。饮食上避免"肥、甘、厚、腻"自然不必说，从肝病预防出血的角度讲，在此基础上还要做到"温、软、清、淡"。

此外，增加出路的方面，饮食上比较平和的祛除湿邪的药食同源之品都可以食用，如冬瓜、薏苡仁、陈皮、山药，肝病患者也都可以经常食用，同时也可以调理肝病患者更容易出现的体倦乏力、气虚自汗、便溏泄泻等病症。从现代的营养成分来说，山药主要含有薯蓣皂苷元，还含有多种氨基酸，如赖氨酸、精氨酸、谷氨酸等，并含铜、锌、氧化铁、氧化钙、氧化镁等。在功能上具有调节胃肠功能、抗氧化等药理作用，从补充肝病患者营养元素和增强脏腑功能方面，都更适合肝病患者。薏苡仁的现代营养学研究发现，薏苡仁所含蛋白质较高，还含有人体所需的亮氨酸、精氨酸、赖氨酸、酪氨酸等必需氨基酸及矿物质，所含氨基酸比例非常接近人体的需要，且更容易被机体所吸收利用。

对于比较严重的肝病之湿如"腹水""水肿"，食疗往往只是辅助，中药方剂的治疗常常也未必理想，这时候祛湿思路就更需要中西医结合。在现代，放腹水祛水湿、腹水超滤治疗顽固性腹水、通过门体分流术减轻门静脉压力缓解腹水等治疗，其实也是祛除湿邪的一种方式，我们要利用其有效的方面，同时可以用中药来减轻这些治疗带来的其他问题，这是在肝病治疗中，中西医结合应该有的祛湿理念。

## 🌿 29. 放血疗法的是与非，肝病患者能用吗？

放血疗法是一种目前还存在争议的治疗方法，西医学现已基本不采用这种疗法，但从中医的治疗理论体系来看，放血疗法尚有一定的适应证候和明显的疗效。在临床肝病的治疗中，也要一些病症会考虑到放血疗法的可能，但是由于对放血疗法没有一个充分全面的认识，所以对于肝病患者是否可以用放血疗法就不能清楚地进行回答。这里通过中西医放血疗法源流的梳理，对于肝病患者是否可以以及怎样用放血疗法，给予一个有价值的参考。

先说一下放血疗法形成的历史过程，中医和西医都各自不约而同地在自己的理论认知基础上衍生出了这样一种治疗方法。中医经典著作《黄帝内经》中就有关于放血疗法的论述："刺络者，刺小络之血脉也""菀陈则除之，出恶血也"。当时采取刺络放血可以治疗癫狂、头痛、暴喑等病证。唐宋时期，放血疗法已成为中医治法之一。金元四大家之一的张子和认为针刺放血，攻邪最捷。明清时期放血疗法是一种较为常用的治疗方法，有时普通百姓在出现轻症时也自己尝试放血疗法。

西医古代放血疗法的理论基础是来自古希腊的希波克拉底和古罗马医学家盖伦，他们认为血是人体产生的，经常"过剩"，所以当人体出现不适病症时，可能是血过剩导致的，因此就要放血，常常进行右臂静脉放血治疗肝病，左臂静脉放血治疗脾脏病。后来到中世纪已经发展出一整套的放血操作规程和工具，一些僧侣和理发师也参与到放血疗法的队伍中，越来越多的放血疗法导致的病情加重甚至死亡让更多的人质疑这种疗法，后来西医通过不断的科学证据证明上述放血疗法对患者的伤害，这个流行了 2000 多年的疗法才不再使用。

从中西医的放血疗法发展过程来看，二者还是有比较大的差异，主要有以下几个方面的不同。

第一，产生的理论背景不同：中医学放血疗法的一个原则就是顺应人体愈病之势，即当人体有热迫血妄行时，适当点刺放血以改善症候。西医学放血认为是血过剩，是将过多的血放出体外，这跟中医在理论认识上有所不同。随着古代西医理论的进步，其放血疗法也失却理论基础，中医放血疗法尽管未被广为接受，但其仍依托于现代中医理论并因其独特的临床疗效而得以传承。

第二，中西医放血疗法操作大相径庭：古代西医放血疗法往往在大血管上进行，放血的工具主要是"柳叶刀"等手术刀具，放血量非常大，对人体整个血容量都可能产生影响，时有引起低血容量休克甚至死亡。中医学从《黄帝内经》开始，采取的刺络疗法、刺血疗法等疗法，放血的针具种类特别多，根据不同的病症和选穴灵活取用，基本都是在细小血管进行放血，且放血量非常小，不太可能导致血容量的波动，更不易引起低血容量休克。

第三，中西医放血疗法针对的适应证完全不同：西医当时放血疗法适应证非常广泛，甚至肺炎都可以用放血疗法，在某一个时期成了一种盛行的治疗方法。中医放血疗法只有一个相对窄范围的适应证，且一直以来也不是一种主要的治疗方法。

第四，中西医放血疗法实施的主体不同：中医放血疗法主要是由中医师操作，多数是长期从事针灸治疗的中医师进行辨证论治，根据不同病症选用有针对性的穴位。西医当时的放血疗法不仅有医师，甚至有僧侣和理发师，从操作层面上讲已经不能是完全意义上的医学疗法了。

第五，中西医放血疗法的存留结果必然不同：中医放血疗法并不是因为其是脱胎于中医理论就必须得以保留，中医历史上也曾有盛极一时的治疗方法被认为是错误的而被否定，比如服石之风在魏晋时期盛行，后因其副作用及对人体的损害而摒弃。而放血疗法在中医学体系中得以保留，主要是因为其切实可见的临床疗效。西医当时的放血疗法通过对比试验证明了其疗效的不确切性及危害，且其理论基础也不能得以承认，因而也如同中医魏晋服石之风一样消亡。

中医的放血疗法，虽然有其理论基础和临床疗效，但从继承和发扬的角度，仍需注意几个问题：其一，放血疗法的操作规范，目前民间时有患者自行采用放血疗法，这是非常不可取的，放血疗法需由正规医院经过规范培训的中医师进行，需经过中医临床辨证，并进行严格的消毒措施才可进行，并且在放血疗法过程中必须严密监控；其次，放血疗法毕竟是一种治疗方法，有其治疗的适应证，如痤疮、银屑病、湿疹、坐骨神经痛、头痛、眼痛等经过辨证论治可以使用，不是日常保健的常规方法，我们不能将其视作随时可以操作的日常保健方法而随意进行；其三，放血疗法的临床疗效虽然确切，但其产生作用的临床机制仍然需要深入客观的研究。

对于肝病患者是否可以用放血疗法治疗相关病症的问题，我们的回答是，目前没有更多的临床数据说明放血疗法的疗效。同时，对于肝病后期出现肝硬化尤其是处于失代偿期的患者来说，其免疫功能、凝血功能都相对低下，放血疗法存在一些感染和出血的风险，综合上面的一些原因，肝病患者应用类似放血疗法等有创的辅助疗法时，还是应该采取谨慎的态度。

## 30. 夏季怎么个性化养生？

许多肝病患者十分重视养生，常有患者问我们，不同的季节，养生方面有什么特别的注意吗？季节养生，是中医养生的一大内容，在此举例介绍夏季养生，来说明季节养生的理念。大家经常会想到中医的俗语"春夏养阳，秋冬养阴""冬吃萝卜夏吃姜""夏季常饮绿豆汤"，这里我们跟大家举例分析一下夏季养生防病可能会出现的误区以及怎样进行个性化的养生选择。

关于"春夏养阳，秋冬养阴""冬吃萝卜夏吃姜"里提到的养生注意事项，其实是有一个前提的，之所以讲"春夏养阳""夏吃姜"，主要是告诫人们，在夏季气候炎热的环境状态下，人体气血运行亦相应地旺盛起来而活跃于机体表面，人容易感到闷热不安、烦躁困倦，这个时候大家普遍喜欢做的事情就是找到气温低而凉爽的地方纳凉，同时也喜欢吃冷饮来缓解燥热口渴的身体状态。

此时人体气血在体表旺盛，体内气血、阳气相对偏弱，这个时候贪凉饮冷，特别容易耗伤人体的阳气，所以容易出现胃肠功能的紊乱而出现腹痛、腹泻等证候。从现代医学角度讲，夏季食物腐败细菌繁殖增快的条件下，人体随外界环境气温的急剧变化（从炎热环境下骤然转换到阴凉的空调环境下），再加上冷饮对胃肠的不良刺激，更容易导致胃肠炎等疾病的出现，所以这个时候要"养阳"，防止过度贪凉，这样做才能保护住人体的阳气，预防相关疾病。

同时，在不可避免阴凉环境和冷饮的状况下，为了防止出现上述胃肠系统疾病，可以适当食用生姜等中医认为助益脾胃阳气、散寒除湿的食物，与春夏养阳的理念是一致的。

需要说明的是，如果大家对于夏季养生特别了解，已经很自觉地做到了不贪凉不冷饮，那么所担心的损耗阳气的行为方式没有出现，自然也就不用刻意再额外养阳，也不用特意再过多食用生姜来预防阳气的耗损和湿气的内留了。也就是说，不是不管什么条件都必须要"养阳气""夏吃姜"。

另外，对于"夏季常饮绿豆汤"，也是同样的道理，夏季多湿多热，而绿豆汤具有清热解毒、止渴消暑的功效。夏季人们容易出现湿热内留的状态，绿豆汤能够帮助人们缓解这种状态，所以应用普遍。但对于每个具体的情况，比如个人平时就是一种脾胃虚弱、体质整体偏于虚寒，或者体内有寒湿或存在血瘀的状态，用绿豆汤就适得其反了，对于个体养生就是背道而驰，不仅无益，反而有害。所以，对于夏季的养生，在总体养生原则的基础上，要针对个体的体质状态有针对性地进行分析，要了解大家常用的夏季养生保健方法是不是适合自己，做到这一点，才能真正有的放矢。对于肝病患者，以上道理也是通用的，只是要在日常养生的基础上，多关注自己的疾病状况，方法要更温和，并常与医生沟通。

## 31．肝病患者足癣怎么治疗？——改变微环境

有部分肝病患者患有足癣，在使用药物时，因为医生告诉他们要谨慎用药，所以对于抗真菌类抗生素的使用，经常有一些疑问，害怕老是用抗生素，一方面会形成依赖性，另一方面也担心是不是会对肝脏造成损伤。

西医认为足癣是足部真菌感染所导致的双足局部的皮肤病。西医往往用抗真菌药物外用涂抹进行治疗，但问题是涂抹几次会明显见效，但过了一阵子又会复发。一些患足癣的肝病患者为此感觉很苦恼，问中医有什么办法没有。别说，这个还真有！中医可以用苦参等药物煎汤外洗涂抹，虽然不如西药抗真菌药迅速见效，但是能够起到较好的效果，也能够避免依赖

性和长期应用的危害。

另外，中医可以通过汤药内服"祛湿"来改善足癣，西医对于中医吃汤药治疗足癣不太能理解，因为中医常常应用的祛湿的中药，也并不明显具有治疗真菌的作用，同时汤药内服形成有效的抗真菌血药浓度也是比较困难的，那么中药治疗足癣的理念是什么呢？

西医治疗足癣这个局部地区的真菌感染，主要通过局部将真菌杀灭或者抑制的思路。中医的思路是来自于中医的整体观。比如，对于肝病患足癣的患者，我们常常发现，它并不是见人就传染的，肝病患者的家里也不是每一个人都患有足癣，这说明足癣还是分人的。分哪些人呢，从西医讲是免疫力下降的人群，从中医讲是体内有"湿"的人群，肝病患者确实容易出现免疫力下降，同时，中医认为常有"湿邪"内留。

中医根据肝病足癣患者的临床症候表现，常辨证为"湿热"所致，认为是患者体内有"湿邪"存在，如果用西医学来解释，就可以理解为有的人足部的温暖潮湿的微环境特别适合真菌的生长。所以中医认为治疗足癣的根本是要祛湿，只有把人体内有"湿邪"的状态改善了，足部的微环境不适宜真菌的生存，足癣的问题才能从根本上解决。

那么中医主要通过什么办法来清除体内的"湿邪"呢，服用中医祛湿的汤药其实只是其中的一个方面，与改变饮食习惯结合起来才是全面的治法。具体地说，有些食物，中医认为是助"湿"之品的，我们就要减少食用，比如啤酒、酸奶、巧克力、肥肉等；相反，有些食物中医认为是有清除体内"湿"的，我们就可以经常食用，如薏苡仁、绿豆、冬瓜、荷叶等。除此之外，保持足部的干爽卫生也是改善足部微环境，减少真菌生存条件的重要一环。

经过上述思路的整理，在治疗肝病患者的足癣时，我们可以采取中西医结合的办法，先用达克宁（硝酸咪康唑乳膏）涂抹足部并将鞋袜浸泡暂时杀灭真菌，然后用苦参煎汤泡脚，再者减少喝啤酒、酸奶，常吃薏苡仁、冬瓜等食品，就能更有效地控制住足癣这个令人困扰的症候了。

## ✿ 32．中药有副作用吗？

肝病病友们聚在一起时，常会讨论中药和西药的副作用的问题，有的人说中药没有副作用或副作用比较小，而西药的副作用大，这成为很多肝病患者选择中药治疗的一个重要理由。然而后来中药又被认为不仅同样有副作用，而且副作用有时也必须引起重视。曾经一段时间，服用龙胆泻肝丸会导致肾衰竭，服用厚朴、马兜铃会损伤肾小管，服用丹参导致胃黏膜出血等的报道不绝于耳。于是，大家又开始害怕中药，总是担心一个中药方子会不会有什么隐患还没被发现，从一个极端走向了另一个极端。

如果深入理解了中药的"副作用"，也许就不会有上面的担心了。中药有没有副作用，首先回答肯定是有的。因为每一味中药是具备一定"偏性"的，也正是因为它具备了"偏性"，才能调整纠正人体的失衡，所以就某一味中药来说，可能就会因为其偏性而引起副作用。而且中药中有些药物本来就是"有毒"

或"有小毒"的，这种认识显然是对副作用的一种积累形成的。在应用中药的时候，一方面需要采取措施减少副作用，另一方面需要监控其副作用。

减少副作用是中医方剂组成的一个重要目的之一，所以中医方剂的配伍其中一个重要的内容就是要使药物之间相互调和：哪些药的偏性需要用什么药物来制约？哪两种搭配起来不仅效果好还能减少副作用？通过几千年的实践，中药的配伍对于治疗某些病症行之有效的方剂被保留了下来，这些方剂的特点就是注意药物的相互配合、相互协调，既能够增加有效作用，又能够减少不良反应，因而也能够经得起临床检验。比如用黄连来清胃火，因为其性寒凉，可能会损伤脾胃，于是就会配伍温性吴茱萸来佐制黄连的寒凉，这样就能减轻可能的副作用，于是形成了治疗肝火犯胃、呕逆吞酸的名方"左金丸"，中医的很多方剂都具有这个特点。

至于对副作用的监控，首先要说的是服药必须要对症，如果不对症，别说是有"小毒"的药不能用，就算是平常的药物，也会成为"毒药"。如果用药对症了，就要留意治疗反应，比如服用附子后出现"瞑眩现象"是正常的，如果出现不良症候就马上对中药持否定态度，就"因噎废食"了。我们应该采取的客观态度是，对副作用要进行细化认知，认识哪些副作用是可控的，哪些副作用是不可以接受的，比如因为马兜铃科植物关木通的误用导致中成药龙胆泻肝丸引起肾衰竭的问题，是我们必须正视和改正的问题。因此，客观地看待中药，不要认为中医没有副作用，也不能因为用药不当导致的损害而抹杀中药的功效，这样对于疾病防治，才更有帮助。

## 🌿 33．肝病养生需要吃冬虫夏草吗？

中国百姓对中药的了解和接受程度都是很高的，尤其是大家认为的"补药"，能够延年益寿的，更是备受关注，冬虫夏草是其中的佼佼者，不仅因为其稀有、因为其昂贵，而是其传说中的神奇疗效让人对其充满希冀期待。

周围的亲戚朋友以及患者，经济条件稍好点的，十有八九都会打听一下冬虫夏草到底有没有那么神奇，然后就是关心自己是不是可以吃一点进行养生保健。从中医的角度讲，冬虫夏草主要具有补益肺脾肾的功能，对于肺脾肾气不足导致的哮喘等，有一定的疗效，对于其他的病证，如果辨证是肺脾肾气不足的，有条件是可以用一些的，如果证候不对，不仅用之无益，而且是一种浪费。

从另一个角度讲，还要注意虫草的真伪问题。有一次一个患者是专门做中药材生意的，跟同病房的患者聊天，向大家"宣讲"一些中药材的知识。其中给大家印象比较深的，说是虫草里面，不少是伪品。虽然他接触虫草比较多，对于常见的假冒伪劣能够看出来，但因为虫草利润巨大，一些假冒手段越来越逼真，就连他也常常分不清楚。要说真正的虫草，产量其实是非常少的，它实际上是一种蝙蝠蛾科昆虫的幼虫，感染了麦角菌科的真菌，虫子吃了这种菌留在体内，当虫子死亡之后，体内的真菌把虫子身体当成培养基，在夏天温度升高的时候就长出菌丝如同一株植物从虫体内长出，所以被称为冬虫夏草。要满足上面的条件长出冬虫夏草，条件苛刻，人工培育其实也是比较困难的，因而数量有限，比较稀有，虽然确实也有特定临床疗效，但疗效和价格并不是成正比的。但人们往往相信一分钱一分货，把这个昂贵的价格转变成超高的疗效期望值，进而又进一步促进了需求，形成价格居高的循环。

天然虫草的药用价值确实是存在的，但是也存在被夸大甚至深化的现象，再加上现代虫草的"仿品""伪品"的增多，对于虫草，实在是没有必要"争相使用"。

### 34. 中医脉象趣谈：根据脉象能判断酒量？

有一次一个酒精肝的患者住进医院，要求科里的医生给他号脉，说是要检验一下科里医生的中医水平。我们跟他讲中医讲究望闻问切四诊合参，但是这个患者可不听这一套，说中医号脉才体现真水平。我们首先肯定了他对中医的喜爱和信任，然后问他为什么觉得号脉才能体现中医水平。

这位酒精肝患者告诉我们他的亲身经历，说是有一次他们几个朋友聚会，大家都喝了几杯白酒，喝的量都差不多。第二天他们又跟朋友聚会，其中有一名中医，吃饭前大家就请这位中医给他们进行中医诊疗，这位医生号完脉，说出了大家存在的几个症状，然后还把几个人的酒量进行了排序，症状的判断和酒量的排序都非常准确，于是大家就觉得非常神奇，认为中医居然号个脉就能够说出这些信息，太不可思议了。

其实听完这个患者的诉说，我们明白他为什么要用号脉来检验我们的水平了，于是我们跟他讲解中医是怎么判断他和几个朋友可能存在的证候和酒量大小的原理。

这其中的道理很简单，因为中医认为"酒"是湿热之品。人喝了酒之后，脉象很快就会表现出气血充盛的"滑数"脉象，而经过了一个晚上的代谢，第二天脉象的"滑数"会减退，但是每个人因为代谢酒精的快慢程度不一样，所以脉象的改变程度就会有所不同。那么脉象恢复快的人，他代谢酒精的速度就会快一些，反之就慢些，因为他们事先说了喝的都是同样的白酒，而且几个喝的量是一样的，那么第二天"滑数"脉象明显的人，就是酒精代谢速度慢的人。那么在这样可以比较的同等条件下，他的酒量应该是会小一些。

对于他们的症状，因为他们几个人经常聚在一起喝酒，从身体的体型、状态、舌像、脉象都可以判断是"湿热体质"，这种湿热体质，常见的证候就是口干口苦、胃胀反酸、大便粘腻。通过上面的解释，这位酒精性肝病患者感叹道，原来是这么回事，被说出来之后觉得没那么"玄乎"了。

其实，中医的脉象的感知加上其他诊察要素的收集，表面看是通过对脉象判断了酒量，实际上是把一些信息和事实组合起来进行逻辑演绎和推理，由于大家常常把脉象看得十分重要，另外对于这个逻辑思维过程也并未深入讲解，所以经常有患者觉得中医玄之又玄，其实这些都是客观存在的完全符合逻辑思维特点的诊疗方式，并没有"天马行空"的猜想。

### 🌿 35. 中医脉象趣谈：心中了了，指下难明？

患者中经常有中医爱好者，在我们进行脉象诊疗时非常好奇，一些比较较真的还会问中医号脉的原理是什么，西医为什么不号脉？

关于脉象诊疗的现代医学原理，可能跟血流动力学、电生理学有关，但是目前为止，确实没有完全解释其传递人体疾病信息的原理和机制，但是并不影响其应用。

我们经常与对脉象有疑问的患者用骑自行车打比方解释中医的脉象诊疗。对于学习骑车的过程，每个人应该都有体会。其实在学习自行车的过程中，我们甚至不懂什么重力的原理，我们更不可能懂得人体控制自行车的机械学原理，虽然就是那么几个简单的动作，实际上包含了相当复杂的机械原理。

我们很少需要去理解，当人坐在自行车上的时候，如果车向右倒，我们应该调整身体和自行车的把手，使整体的重心向左，使偏离的重心得以纠正，从而维持我们在自行车上的平衡。我们不需要理解这些机械平衡的原理，单凭身体自我平衡的感觉，就很容易学会骑自行车，即使对于小孩也不是什么难事。

中医脉象的学习虽然不像学习自行车那么简单，但其中的道理有相同之处。我们即使学习再多的关于脉象的理论，如果没有自己临床的实际体会，永远不可能了解书本上教授的脉象究竟应该是什么样子。所以对于脉象的学习，应该像我们当初学习自行车一样，要勇敢大胆积极地去实战，在这个过程中去体会、去揣摩，利用手指的敏感，去体会脉象带给人体的各种信息，然后将这些信息与望、闻、问所得到的信息进行综合、归纳，从而得出患者所患之证候的判断，进而指导治疗。

## 🌿 36．中医脉象趣谈：患者脉象也会被干扰吗？

临床上在为患者诊脉时，会受很多因素的干扰，比如饮食因素、药物因素。关于饮食因素，一般是刚吃完饭尤其是喝了酒之后就摸脉常常表现出气血充盛的滑脉，这个时候往往将平时身体的其他一些问题给掩盖掉了。因为中医讲胃为"水谷之海"，意思就是胃是接纳食物的地方，中医诊脉的部位在手太阴肺经，而这条经络"起于胃中，环循胃口……"所以刚吃完饭或喝完酒，胃中气血充盛马上会在手太阴肺经的诊脉寸关尺部位表现出来，这时候的脉象就是一种假象，不太可靠。而酒本是湿热极品，易鼓动气血，脉象很容易出现滑脉之象，也不利于判断病情。

另外对脉象影响比较大的是患者的服药情况，临床上尤其见到长期服用激素的脉象，也常常表现出气血旺盛的滑脉，这可能跟激素激发调动人体储备能力有关系，长期应用激素的人，从中医症状上讲常表现出阴虚之象，由此只能舍脉从症进行辨证。

除了饮食、用药外，还有就是熬夜或喝茶、喝咖啡常常会使脉象出现弦细伤阴之象，此时必须问清楚是否熬夜或饮茶、饮咖啡。在进行中医诊疗前，一定要避免患者被上述因素干扰，才能得出更为可靠的诊疗结果。

## 🌿 37．中医脉象趣谈：脉象如何实践？

从医生的角度，在学习脉象的时候，人们都觉得难以把握，在脉象理论的经典《濒湖脉学》里面，李时珍经常用形象的方法描述他所体会的脉象特点。

比如对浮脉的描述，他说是"如水漂木"，对涩脉的描述，他说是"如轻刀刮竹"，对于这些描述，我们似乎都能想象得出来，但是把手指放到脉上，又很难说是不是那种感觉。

遇到这样的描述，我们可以想办法去模拟这些描述，比如对于"水漂木"，就可以找个脸盆，找块圆木棍放在里面，然后用三个手指往上按着体会；对于"轻刀刮竹"，超薄的刮胡刀是不二之选。

用两根手指夹着刮胡刀，在一根竹筷子上来回刮找感觉，当我们真的遇见一个涩滞的脉象的时候，会惊呼二者真的如此相像。试想如果不是用这种描述，而用血流动力学的振幅、宽度和频率，我们将该如何体会呢？所以在对中医学习的过程中，古人教给我们很多简单直接而又意义深刻的方法，这些方法似乎看起来那么简朴到让人怀疑它的"科学价值"，但就是这样的方法，让我们在短时间内通过脉象迅速把握人体的整个状态，再根据四诊等其他信息进行细致的判断，能够快速高效地给予动态的、针对性的处置，这也是中医整体观、动态观的一种体现。

## 🌿 38. 人可以像龟那样长寿吗？

曾有一位肝病患者，病急乱投医，他向一位所谓的养生大师学习了一种"龟息疗法"，说学会以后就可以像龟那样长寿。

龟能活那么长的时间，当然是让人类很羡慕的，因为长寿是人类自古以来的梦想。关于龟为什么能活那么长时间，也是人们热衷乐道的话题。有人说是龟老是不活动，比较安静，身体能量消耗得少，自然就长寿了。可是人类能像龟一样生活吗，答案显然是否定的。我们常说生命在于运动，中医也讲"气血以流通为贵"，都强调运动对保持健康的重要性，这和人类长寿的愿望是不是冲突呢，我们要想健康长寿，应该是以动为主还是以静为主的呢？我想这也是很多人的疑惑。

要回答这个问题，应该具体问题具体分析，龟的寿命长，人类如果按照它那样的生活模式，会不会也会活到它那么长时间，答案应该是否定的。因为每一个物种都有自然赋予它的生命周期，这个生命周期是自然赋予它的"天命"，人类不可能克服自然规律。

人类的细胞分裂周期决定了人类的平均理想自然生命周期是120岁左右。当然这是在完全健康无病的情况下，事实上也有少数人是活到或接近这个岁数。想让人活到像龟那样的自然寿命，就像想让猫狗活到人类的自然寿命一样，因为细胞分裂周期都是由自然长期影响人体而形成的，我们只能在自然规定的时间内做到最好，却不可能超越。

在《黄帝内经》里，人类的生命必然存在"生长壮老已"的自然过程，其中，男女存在一些差异：对女性来说，存在以下规律："女子七岁，肾气盛，齿更发长；二七而天癸至，任脉通，太冲脉盛，月事以时下，故有子；三七，肾气平均，故真牙生而长极；四七，筋骨坚，发长极，身体盛壮；五七，阳明脉衰，面始焦，发始堕；六七，三阳脉衰于上，面皆焦，发始白；七七，任脉虚，太冲脉衰少，天癸竭，地道不通，故形坏而无子也。"对于男子，存在以下规律："丈夫八岁，肾气实，发长齿更；二八，肾气盛，天癸至，精气溢泻，阴阳和，故能有子；三八，肾气平均，筋骨劲强，故真牙生而长极；四八，筋骨隆盛，肌肉满壮；五八，肾气衰，发堕齿槁；六八，阳气衰竭于上，面焦，发鬓颁白；七八，肝气衰，筋不能动，天癸竭，精少，肾藏衰，形体皆极；八八，则齿发去，肾者主水，受五藏六府之精而藏之，故五藏盛，乃能泻。"

人类的生命现象，目前还不能超越基本的自然规律，所以自古到今，养生防病的理念和方法是可取的，养生以抵抗衰老反而是一个伪命题。有一些养生方法宣传回到年轻态，从这个角度看肯定也是夸大宣传，而大众的心理也常希望甚至要求在中年时恢复达到青年状态，在老年时恢复达到中年状态，都是不太切合实际的心理需求。

实际上，我们在一定年龄，保持这个年龄应该处于的最佳状态才是真正的养生。如果某种养生方法能够让自己恢复到比自己实际年龄明显不同的状态，反而是不符合自然规律，也是我们需要警惕的，因为这种养生的内容可能是在"竭泽而渔"。

## 39. 酒精性肝病患者的体质特点及注意事项有哪些?

中医认为，有酒精性肝病的人多有湿热内留，所以调养的重点是消除"湿热"。长期过量的饮酒会导致酒精性肝病的产生，中医认为，酒精性肝病患者调养的重点是消除"湿热"。因此戒酒是第一前提，之后再多方面调治。

首先，饮食方面应该多吃一些清利化湿的食品，如薏苡仁、莲子、茯苓、绿豆、冬瓜、苦瓜等。这些食品，热量相对较低，维生素及纤维素含量较高，比较适合酒精性肝病的体质。而对于辛辣燥烈之品，如辣椒、狗肉、牛肉、羊肉，不宜食用。中医认为这些食品辛热助阳，对于酒精性肝病来说，更容易增加湿热。现代营养学的角度看，这些食品热量相对较高，刺激性较强，而酒精性肝病患者长期饮酒导致胃肠黏膜更容易受到刺激，因而也是需要尽量减少其摄入。

酒精性肝病患者与其他类型的肝病患者比较来说，偏于外向好动，性情常较急躁，常常心烦易怒。中医认为"五志过极，易于化火，情志过极，或暗耗阴血，或助火生热"，这些情况的出现，又会加重酒精性肝病湿热的偏颇状态，所以对酒精性肝病患者来说，除了自己应该节制易怒的情绪，使神志安定舒缓，保持稳定的心态之外，也可以食用一些有助于"疏肝解郁"的食品，如适当用玫瑰花代茶饮可以疏肝解郁，由于玫瑰花偏温，如果在饮用中出现"上火"表现时，可以加用杭白菊清热平肝来佐治。

其次，酒精性肝病患者应该经常出出汗，因为出汗是湿邪从体内排出体表的出路，保持一定量的汗液排泄，可以消耗体内多余的热量，排泄多余的水分，达到清热除湿的目的，在运动适量的情况下，有利于酒精性肝病的恢复。

酒精性肝病患者更应该注意不宜长期熬夜，熬夜则耗伤阴液，阴虚则火旺。可使热邪更盛，也会使湿热体质变得复杂而难于调治。另外，保持大小便通畅，也是湿热之邪排出体外的途径。

## 40. 薏苡仁有哪些妙用？

在跟肝病患者交流过程中，不少患者问到平日里可以多吃点什么食品来进行养生。因为肝病的种类不同，患者的情况各有差异，众口难调。不过，非要说出一种肝病患者都适宜食用的药食同源的保健食品，薏苡仁可以算是比较适合的一种。

薏苡仁又名薏仁、苡仁、薏米，不仅是一味常用的中药，而且是一种日常保健食品。中药经典《神农本草经》中将薏苡仁列为上品，其功效为："主筋急拘挛，不可屈伸，风湿痹，下气，久服轻身益气。"明代李时珍在《本草纲目》中记载薏仁："健脾益胃，补肺清热、祛风胜湿，养颜驻容、轻身延年。"

薏苡仁根据炮制方法的不同常分为两种，即生薏仁和炒薏仁。中医认为，两种薏苡仁功效总体相同，都能够健脾除痹、渗湿止泻、清热排脓。但生薏苡仁偏凉，偏于渗湿利水，清热排脓；炒薏苡仁健脾益气，止泻利湿的作用更强。在中医临床中，薏苡仁与其他药物配伍常用来治疗脾虚湿胜之泄泻，寒湿或湿热所致的风湿痹痛，湿热内蕴所致的消渴，湿热痰浊所致的酿脓蓄脓等病证。

现代营养学研究发现，薏苡仁所含蛋白质较高，还含有人体所需的多种氨基酸及矿物质，所含氨基酸比例非常接近人体的需要，且更容易被机体所吸收利用。此外，薏苡仁多种成分具有抗菌消炎的作用，实验发现薏苡仁还有促进新陈代谢、预防心血管疾病、降血脂、降血糖、调节免疫力、抗肿瘤等功效。

薏苡仁作为一种很好的养生食材，对于体质较弱，属脾虚生湿，常表现为汗出、食欲不振、腹胀便溏的亚健康状态者，可每日熬煮食用；对于体型偏胖，血脂较高，中医属痰湿或痰浊内盛体质者，可以常用薏苡仁辅助降脂、减肥；对于糖尿病患者出现消渴症状，予以薏苡仁可以辅助治疗糖尿病并改善临床症状。

当然，从卫生经济学的角度讲，薏苡仁可以说是物美价廉，药食同源，养治同调，作为各类肝病患者的保健食品，没有什么特别的食用禁忌，而且能够做到长期坚持，确实是性价比非常高的。

## 41．看肝病找什么样的中医？

对于中国肝病患者来说，进行中西医结合治疗是常态。但是对于患者来说，是不是能够真正地治疗获益，还要看是否能够得到真正有效的中西医结合治疗。

对于肝病患者的中西医结合治疗来说，应该是长期的、系统的，不应该今天看这个中医，明天看那个中医，即使都是水平类似的中医大夫，因为思路、理念不同，来回换医生，导致治疗的整体理念的不统一，可能会使疗效打折扣。

对于肝病患者来说，找什么样的中医是比较理想的呢？是不是光开方解除了症状就是好的治疗呢？

有一个故事能够给我们启发，这个故事说是有人夸扁鹊治病治得好，没想到扁鹊却说，他的哥哥才是治病的高手。别人不解，扁鹊笑着说，哥哥是因为在疾病还未发生的时候就告诫别人进行早期预防和干预，在疾病很早期的阶段就将其扼杀在摇篮之中，所以并不会发生大病重病，而找扁鹊看的病，多是已经发生明显证候的疾病，患者感受到明显的痛苦不适，这个时候治疗好了，患者会认为医生的医术高超，药到病除。扁鹊的哥哥看的患者，本身也没有明显的不适，也尚未体会到疾病的痛苦，这种未病的预防，对于患者来说，自然没有什么明显的对比。那么如何评价医生的疗效和水平呢？

作为名医扁鹊，他当然知道疾病由忽微到祸患已成的全过程，但是患者对这个过程，不一定能够有充分的认识，如果在疾病的早期阶段，就告知其预防保健的措施，必须要求患者能够对这些措施及其目的有一定的了解，同时能够很好地去执行，这样才能做到疾病的早期预防。

在古代，医学普及远不像现代，在现代的社会条件下，多数国人现在对高血压、糖尿病、冠心病的形成原因和发展经过、最终结局多少会有一定的认识，当医生告诉他合理的膳食比例、良好的作息生活习惯能够减少上述慢性病的发生，大家都认为是理所当然的预防措施，所以能理解，能配合。

对于肝病来说也是如此，因为慢性肝病的发展是一个漫长的过程，常常要经历慢性肝炎、肝纤维化、肝硬化、肝癌等阶段。医生应该像扁鹊的哥哥那样，把这些肝病的必然经历阶段与患者进行良好的沟通，既要让患者对现阶段的治疗进行配合，又要让他做好长期的预防配合，这样的治疗，才是比较完整的治疗方案。

因此，肝病患者需要寻找的中医医生，应该是熟悉肝病西医的生理病理，同时能够应用中医手段，具有中西医理念和技术有机结合，既重治疗，又重预防的医生。

中西医结合识肝病养生

# 42. 中西医结合的治疗如何更好地配合？

一次遇到一个甲状腺癌而行甲状腺切除术的患者，甲状腺切除后需服用外源性甲状腺素来维持身体的需要，但是服用过程中有一个问题，就是老是调节不好左甲状腺素钠片（优甲乐）的服用量。服用多一点吧，马上就会出现发热、烦躁、失眠等类似甲亢的表现，但稍微减一点量呢，又会出现乏力、食欲减退、怕冷、手指肿胀酸疼等甲减的表现，这种踩跷跷板似的证候让患者痛苦不已。

在这个患者寻求中医药治疗的时候，我们必须思考一个问题，这个患者能够停用西药吗？对于这个问题，我们先从古今中医药对于这个疾病的治疗做一个对比。

当然，在古代的中医，还没有认识到甲状腺这个器官的存在，我们也只能从中医案描述的证候来判断是否跟现在的甲状腺疾病相关。对于这个患者，现代的中医面临的情况是古代不会遇到的，因为那时候不管中医还是西医，都没有甲状腺切除术。那么既然甲状腺切除了，这个器官的功能通过外源补充相关激素的方法应该是符合逻辑的，我们目前还不能肯定中药能够取代这些外源激素，那么这种情况下是必须服用外源性甲状腺素的。所以作为中西医治疗的理念来说，先要跟患者说清楚优甲乐是必须服用的，至少目前不能骤然停药，但是不适的症状可以通过中医治疗。随后的问题是，到底是让她多用优甲乐出现甲亢来调理，还是少用优甲乐出现甲减来调理呢，后来经过思考，如果优甲乐服用多了出现甲亢，按中医辨证就需要养阴清热，如果优甲乐服用少了，按中医辨证就需要温养阳气，最后还是根据《黄帝内经》"阳主阴从"的思想，予以优甲乐少服，按温补阳气来治疗类似甲减的症状。

由此我们继续联想到肝癌的治疗，现代肝癌的治疗包括手术切除、介入治疗、射频消融治疗、氩氦刀治疗、靶免治疗等，这些都是中医治疗面临的新情况，对于这种情况下，常常是需要调整中西医结合治疗的理念，了解中西医各自的优缺点，发挥综合治疗的优势，做好中西医配合，就能够最大限度地为患者提供最好的治疗效果。

## 🌿 43．染发能染出肝损害？

一次病房里收治了一位年轻的女性，她来住院检查是因为出现了不明原因的反复肝功能异常。查了所有可能导致肝损伤的指标，都没有发现异常情况，排除了一些常见的导致肝损伤的原因。

这位患者比较年轻时尚，我们注意到她染了一头棕黄色的头发，当询问她染发的情况，她回答说自己比较喜欢通过染发改变形象来给自己带来好的心情，差不多每年都要染四五次，有时候一个月就染一次。对于这个情况，搞肝病的医生应该基本心里有判断方向了，因为在现代社会，除了药物性肝损伤，像这种染发、装修等环境污染导致的肝损伤也更常见了。最后，通过肝穿刺病理，这个患者考虑就是染发剂导致的肝损伤可能性最大。

当我们把这个诊断告诉她时，着实让她吃了一惊，也确实，在人们的观念里，很少想到染发能够导致肝损伤。随着时代发展，人们对美的追求更高，有白发染成黑发，也有年轻人染成各种其他颜色来追求个性和时尚，完全没有意识到染发剂是个潜在的杀手。找到了病因，这位患者停用染发剂后，肝功能异常就没有再发作过，由此，也从另一个角度证实了这个诊断。

## 44. 患者的经验医生也可以参考吗？

作为一名医生，我们一般认为临床技术水平的提高途径，包括多看书、多看病并总结临床经验，但其实有一个重要的学习途径，就是向患者学习，这点不可不知。

俗话说久病成医，患者有时自身的亲身体会，是临床重要的参考内容。比如肝病作为慢性病，其症状变化常常是不明显的，以医生的角度常难以察觉。如果有这样一个比较善于总结的患者，说两次诊疗最明显的变化是食欲明显好转，患者自己对两次中药方的改动进行了对比，发现多了一味药物砂仁，自此他就对砂仁倍加关注。经过数次调整方剂，他发现，砂仁用到三克时，食欲明显增强但腹胀没有缓解，但用到六克时食欲保持的基础上腹胀也减轻。

那么医生根据患者的描述，对砂仁在不同状况下的作用就会有更深层次的了解。那么换一个思路，如果医生将药物的变化告知患者，让他细细体会期间的变化，就是变被动为主动，不仅能提高患者的积极性，也能从多角度体会临床实际，何乐而不为呢？

## 🌿 45．我们应该喝什么水？

有的肝病患者在饮食上十分注意，连喝什么水都会纠结一番。不知道从什么时候开始，常常觉得自己都不会喝水了。每次逛超市口渴了，想拿一瓶可乐吧，听说对男性不好；想喝一瓶橙味饮料吧，又听说里面全是色素和香精；那就水吧，可是水也不是那么好挑，有纯净水、矿物质水、冰川水，不一而足。为此烦恼许久后，患者求助于我们，问到底该选什么水是健康的呢？

喝水问题，或多或少对大家都有困扰。现在家里喝水，很多人都是在用饮水机饮水了，饮水机的水多是经过净化的纯净水，现在还真的无从知晓饮用水这么"干净"对人体究竟是好还是坏，因为很难做一个现代医学的随机双盲对照的实验来进行验证。我们只能推理，纯净的水是少有杂质、微生物，而且可能添加了有用的微量元素和矿物质的水，这样的水不会损害人体，而且可以补充人体缺少的微量元素和矿物质，是不是这样的水就是最好的呢，谁也下不了这个结论。

不过，我们也可以从另一个角度思考一个问题，在现代这么多种水的选择出来之前，人们都是怎么喝水的呢？人们之前的饮水方式有没有出问题呢？从目前的情况看，没有证据说明以前的饮水方式有什么健康问题，那么在两方面都没有明确证据的情况下，我们也不必太焦虑，不必放大对"饮水"问题的担忧，更不至于谈"水"色变。

## 46. 什么是"寒凉"食品？

关于对"寒凉"食品的认识，有中医性味的"寒凉"，也有食用温度感觉上的"寒凉"，中医性味的"寒凉"已经谈过，这里主要说食用温度上的"寒凉"对人体及肝病患者的影响。

最常见的温度上的"寒凉"食品就是冰冻食品，比如冰激凌就是常见代表。天热的时候逛街，年轻人拿着冰激凌边吃边逛街成为人们熟悉的一道风景。年轻人对凉爽降温、口味甜腻的冰激凌是很缺乏抵抗力的，如果不是有一部分考虑到减肥的原因，恐怕已没有什么更好拒绝的理由了，但实际上，一定要根据自己的实际情况，慎吃冰激凌。

大部分人可能会说，我吃着的时候觉得挺凉快，吃完之后既没觉得胃部不舒服，也没有拉肚子，难道也不能吃吗？对于这个问题，中医理论里老早就给出了答案，叫"春夏养阳，秋冬养阴"。

中医之所以讲"春夏养阳，秋冬养阴"，一方面是因为夏天天气热，人们贪凉饮冷，特别容易耗伤阳气；另外一方面从生理角度讲，夏天外界温度高，人体体表相对于内部阳气充足，里面的脾胃之阳实际上并不充盛，这个时候不能吃太多寒凉食物。

对于肝病患者来说，有自己独特的疾病特点，有相当一部分肝病患者消化不良，平时容易怕冷、腹泻，这种患者自然也不敢食用"寒凉"食品。但也有一部分肝病患者体质属于"湿热"或者"阴虚"，总是觉得胃中燥热不适，经常从冰箱里取出冰水和冰西瓜食用。对于肝病患者来说，其实这种情况是弊大于利的。因为肝病患者尤其是失代偿期的患者，常常会出现食管胃静脉曲张，这时候食用温度较低，刺激性较强的"寒凉"食品，会加大对消化道黏膜的冷热刺激，有很高的出血风险，实际上，在临床不少出血的患者是食用了温度较低的"寒凉"食品如冰冻西瓜等导致出血的。

所以，肝病的患者，不管是药性方面的"寒凉"，还是口感温度上的"寒凉"食品，都应该避免。

## 47．中西医对肿瘤认识有哪些不同？

目前为止，人类对肿瘤的认知还是不透彻，不管从预防还是治疗来说，仍旧非常不理想，尽管几十年来肿瘤的研究确实取得了许多进展，但是肿瘤仍然是威胁人类健康的重大疾病。

说肿瘤的防治，是个特别大的话题，咱们只说一说肿瘤与人的关系，以及中医对肿瘤总的认识。从现代医学角度我们知道肿瘤是因为自身细胞的突变导致的无序生长，从而挤占了人体正常组织器官的生存空间，最终导致人体正常机能失常而被夺去生命。这个过程的病因病理机制从还原论的角度讲尤其复杂，涉及的免疫机制、信号通路也是纵横交错，相互联系，不同部位、不同器官的肿瘤也有着不同的特性，更导致了预防和治疗的难度。而从进化的角度讲，基因突变是不可避免的，那么肿瘤的发生和免疫逃逸的克服也是极为困难的，人们全面防控肿瘤的希望也被蒙上了一层阴影。

中医对人体具体生理病理的认识，确实不如现代医学细致入微，但也不可否认其认识上的独特及其可以借鉴之处。中医认为人体之所以产生问题，必然是人体总的平衡被打破，这种失衡的状态，可能涉及现在所认为的免疫紊乱，可能涉及内分泌系统的失调，可能涉及消化系统功能的下降等，中医通过表观症候来分析人体内部机能的失衡，比如出现了舌苔厚、舌头有齿痕，没有食欲、四肢无力、腹泻等状态时，判定其为脾气虚弱，我们根据这些症候表现，可以很容易与现代医学的消化功能下降建立联系。

对于肿瘤来说，中医虽没有其名，但却有其实，只是这些事实分散见于古代的众多医书的描述中，可能是在"虚劳"的病名之下，可能是在"黄疸"的病名之下，可能是在"噎膈"的病名之下，我们通过其具体医案、治法、方药，能够与现代的肿瘤建立联系。如果用一句话对中医治疗肿瘤进行概括，可以说，"任何肿瘤导致人体正常机能的失衡，都是中医治疗的方向"，也就是说，中医按照自身总结出的系统的辨证论治、整体观念、理法方药，力图去改变人体任何不正常之处，也认为，如果这些不正常之处得到改善，那么机体自身也会依靠自身的调节机制向祛除疾病、恢复健康方向发展。现在许多的中医药方剂被临床证明在许多抑制肿瘤进展的通路方面有明确的调节作用，这些其实就是中医总体治疗认知的体现。其实如果说总的作用机制，中医可能存在两方面的作用，一是参与了某些肿瘤进展信号机制的调控；二是通过纠正人体的失衡使免疫功能得到最大可能的提高，中医上述两个机制，简称"扶正祛邪"。在许多肿瘤的中西医结合治疗中，西医的治疗有属于祛邪方面的，如手术、介入、射频消融、放疗等；有属于扶正方面的，如免疫治疗等。中医药在肿瘤的 MDT（指肿瘤的多学科治疗）中必不可少，能够很好地起到"减毒增效"的作用。

通过肿瘤中西医认知的简单比较，在肿瘤治疗时，就能够拓宽思路，通过中西医结合治疗，更好地实现肿瘤控制。

## 48．如何看待饮食习惯与体质？

曾有肝病患者对我们提到一件令他十分发愁的事，就是他的孩子即将到国外任职，他既想去又担心自己的体质不适应外国的环境，便想问问医生该如何是好。

从中医的角度讲，一方水土养一方人，饮食也应该"因人""因时""因地"制宜。具体来说，比如喝牛奶，作为亚洲人，有近70%的人对牛奶中的乳糖不耐受，因此会导致腹泻、腹胀，如果从这个角度讲，对于乳糖不耐受的人，喝牛奶很难说是有利还是有弊。当然现在有很多解决办法，比如可以喝酸奶、喝

0乳糖的牛奶，可以吃奶酪等。

从饮食的习惯讲，中国人自古以来还是吃植物蛋白比较多，中原地区习惯的是吃豆腐、喝豆浆、嚼豆皮，而一些游牧民族和欧美地区吃动物蛋白比较多，习惯的是喝牛奶、吃奶酪、嚼奶块。长期以来，这种饮食模式也会导致人体对不同食品的消化功能不一样，进而也会引起消化酶种类和肠道菌群特征的不同，甚至可能影响到人的外在形态和性格。虽然不能说饮食直接导致了群体性格特征的形成，但是也不能说毫无关联。长期食用高热量动物蛋白的民族，更容易呈现外向、征服型性格；而长期食用低热量植物蛋白的民族，更容易呈现内向、非征服型性格，这些从世界历史发展中，可以发现他们之间的关联。

所以短时间内，这种饮食模式的变化可能会导致身体的不适应。现代过敏性疾病的发生跟饮食模式的改变也存在一定的关系，所以，我们一方面要注意营养的均衡和食品的安全的问题，也要认识到我们身体对饮食模式改变的适应性，既要变化，又不要太剧烈，给人体一定的适应时间是非常有必要的。

## 49. 如何看待食物的寒热性质？

经常有肝病的患者跟我们提出能不能吃水果的问题，我们从中医的角度对水果的寒热温凉进行了一个界定。比如从中医角度讲，梨是寒性的，于是，很多肝病患者提出一个疑问，既然梨是寒性的，蒸着吃是不是就可以了，类似的问题比较普遍，所以有必要解释一下。

中医讲的寒热温凉，不是指温度方面的概念。比如生姜的温性，并不是说它的温度高，即使是把姜汤放成常温的状态饮用，它也会导致胃部发热，进而也可以导致出汗现象，所以中药或者中医理解的寒热温凉，主要是从人体的反应来总结，比如吃了红参，会出现身体发热、烦躁、难以入睡、心跳加快、大便干的现象，中医就认为是热性的；吃了大黄，会出现腹泻、发热减轻等现象，中医就认为是寒性的，所以，没有人体的普遍反应的观察，就没有药物或者食物寒热温凉性质的总结。

对于治疗来说，如果一个肝病患者出现了消化不良的情况，容易腹泻，吃水果就加重，喝凉的饮品就胃痛，这种情况中医就概括为"寒性体质"。那么在治疗上就会选择能够改善这些症候的中药，而这些能够改善机体因为"寒凉"而造成不适的证候能够得到改善，就认为机体的"寒性体质"得到了改善。所以不能脱离人体反应，只从中药或者某个食品本身谈"寒热温凉"。

## 🌿 50．肝病患者适合练传统保健功法吗？

在病房里，肝病患者也常常问，什么样的功法适合肝病患者保健操练？肝病患者能不能练习气功？

中医有很多传统的保健功法，流传最广的有太极拳、八段锦、站桩，也包括各式各样的"气功"之类。对于太极拳、八段锦、站桩之类的功法，属于活动量不大，适合人群比较广的功法，对于肝病的患者，没有特别的禁忌，如果有兴趣，长期坚持，应该是有所获益的。但是其中要注意的一点是，太极拳和站桩之类的功法的某些动作和姿势，对膝关节可能会造成一定的压力，锻炼的时候要根据自己的情况灵活调整。

至于气功，属于一种特别的功法，它涉及的人体生理病理的情况比较复杂，可能会与机体的神经内分泌系统产生特定的效应，应在医师指导下进行练习。